1st Edition

응급의료종사자를 위한

방사선의 이해

Understanding Radiation for Emergency Medical Workers

■ 저자

윤형완 전주비전대학교 응급구조과

김주연 전주비전대학교 응급구조과 겸임교수(방사선사)

박창열 전주비전대학교 응급구조과

김정기 전주우리병원 방사선과

이현경 국립농업과학원

■ 감수위원

한동현 서해대학교 방사선과

이두환 전주우리병원 방사선과

도서출판 대학서림

머리말

PREFACE

응급의료종사자는 병원 및 병원 밖의 응급의료를 제공해야 하며, 주로 사고 현장에 출동하여 응급의료를 제공하고 있으며, 병원단계를 제외한 대부분을 담당하고 있다. 그러나 병원 전 단계의 응급의료종사자는 제한된 환경과 인력으로 응급의료 제공에 한계가 있으며, 특수 장비 등을 이용한 검사는 병원 단계에서 진행되고 있다. 본 저서는 여러 분야 중 방사선 분야에서 응급의료종사자가 알아두어야 할 부분에 대해서 조금이나마 도움을 주고자 저술하게 되었다.

『방사선의 이해』는 응급의료종사자가 접할 수 있는 응급환자에 검사하게 되는 기본 방사선 검사와 CT 그리고 MRI와 초음파부터 방사선의 기본 지식과 X선 발생 원리까지 응급의료종사자가 알아야 할 내용들로 구성하였다. 방사선과 초음파 등의 사진들은 병원뿐만 아니라 병원 전 단계에서도 알아두면 유용한 정보를 담고 있다. 병원에서 진행되는 검사의 내용을 미리 알고 예측할 수 있다면, 응급환자에게 응급의료의 많은 도움이 될 뿐만 아니라 응급의료종사자에게도 환자 보호에 많은 도움이 될 것이다. 『방사선의 이해』는 응급의료 및 사고 현장에 첫 발을 내딛는 응급의료종사자 및 관련 학과 학생들에게 간접경험을 할 수 있도록 하였고, 환자 유형에 따른 방사선 사진 등으로 이미지화(association)를 함으로써 간접 경험을 하고자 하였다.

『방사선의 이해』는 병원에서 근무하는 응급의료종사자 뿐만 아니라 병원 전 119구급대원, 해양경찰의 구급대원, 의무부사관 등 현장에서 활동하는 응급의료종사자의 참고서로 활용하고자 하며, 응급의료를 배우는 학교에서도 방사선 지식의 기본 서적으로 활용되었으면 한다.

끝으로 『방사선의 이해』가 올바른 책으로 편찬될 수 있도록 원고를 처음부터 정리해 주신 김주연 교수님 외 저자분들과 감수해 주신 서해대학교 한동현 방사선과 교수님 및 전주우리병원 이두환 방사선과 선생님 그리고 응급구조과 학생들과 응급의료종사자 선생님들께 감사의 말씀을 드립니다. 마지막으로 출간에 도움을 주신 도서출판 대학서림 대표님과 임직원 선생님께 진심으로 감사의 마음을 전합니다. 감사합니다.

2020년 9월 1일

저자대표 윤형완

차 례

CONTENTS

제3장 원자의 구조

제4장 X선의 발생

제5장 X선 특징

제6장 방사선촬영(Radiography) 장비

제7장 CT & MRI 장비

제8장 초음파

제9장 방사선사

제1장 방사선(Radiation)

에너지 준위가 높아 불안정한 상태의 분자, 원자나 원자핵이 안정한 상태의 분자, 원자나 원자핵으로 변하면서 방출되는 에너지의 흐름

- 광의: 공간 및 물질을 통해서 에너지를 전파하는 전자파나 입자선으로 마이크로파, 적외선, 가시광선, 자외선, X-선, 감마선 등
- 협의: 전자기파 및 입자선 중 직접 또는 간접적으로 공기를 이온화(전리)하는 능력을 가진 것
  - 제외: 초음파의 경우 진공에서는 전파하지 못하고 종파에 해당

방사능(Radioactivity)이란?

- 라듐, 우라늄 따위 불안정한 원소가 안정화하기 위하여 스스로 원자핵이 붕괴하면서 방사선을 방출하여 다른 원자핵종으로 변하는 능력, 또는 성질
- 방사능 물질: 스스로 방사선을 방출하는 능력을 가진 물질
- 반감기: 방사능의 양이 절반으로 줄어들 때까지 걸리는 시간

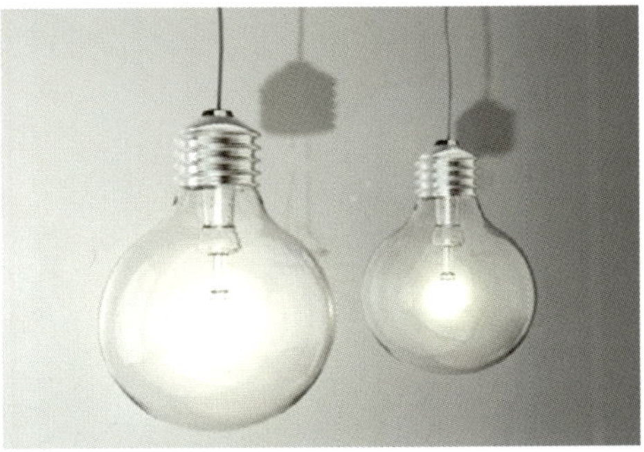

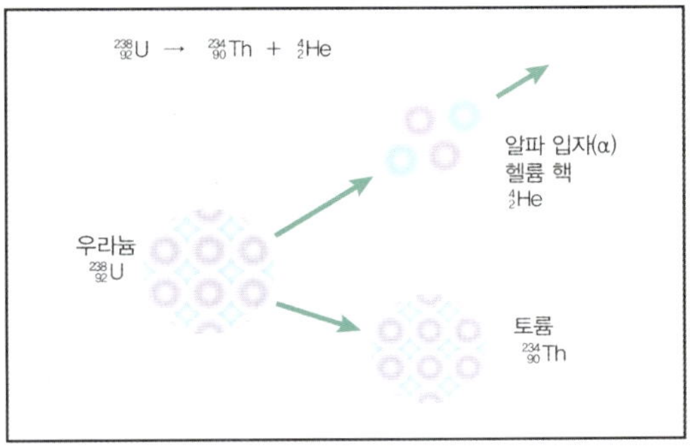

[그림 1-1] 방사능

1. 물리적 성질에 따른 분류

1) 입자파 방사선: 질량을 가진 방사선(알파선(α선), 베타선(β선), 양자선, 중양자선, 중성자선 기타 중하전입자선

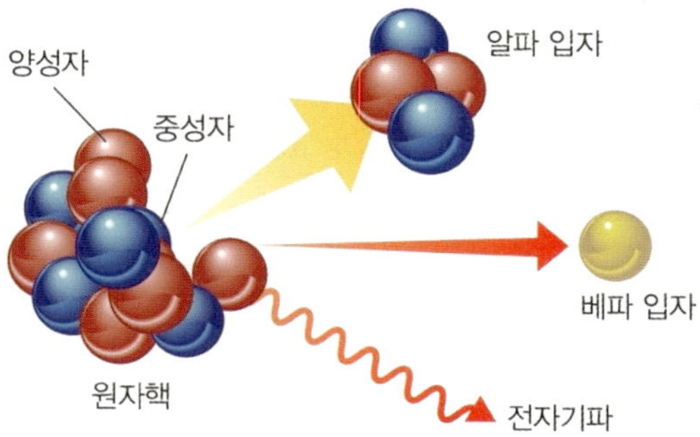

[그림 1-2] 입자파 방사선

2) 전자기파 방사선: 질량과 전하가 없는 방사선(γ-ray 및 X-ray)

- 빛의 속도
- 전기장 및 자기장이 주기적 진동과 함께 공간을 전파하는 횡파
- 에너지가 커지면 파장이 짧아지고 진동수(주파수)는 커지며 주파수에 따라 전자기파를 구분

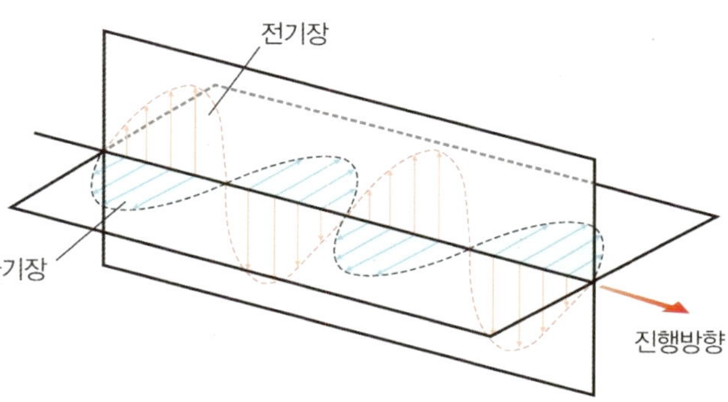

[그림 1-3] 전자기파 방사선

2. 횡파와 종파

- 횡파: 파동이 진행하여 나아가는 방향과 진동방향이 수직을 이룰 때(전자기파)
- 종파: 파동이 진행하여 나아가는 방향과 매질의 진동방향이 같을 때(음파)

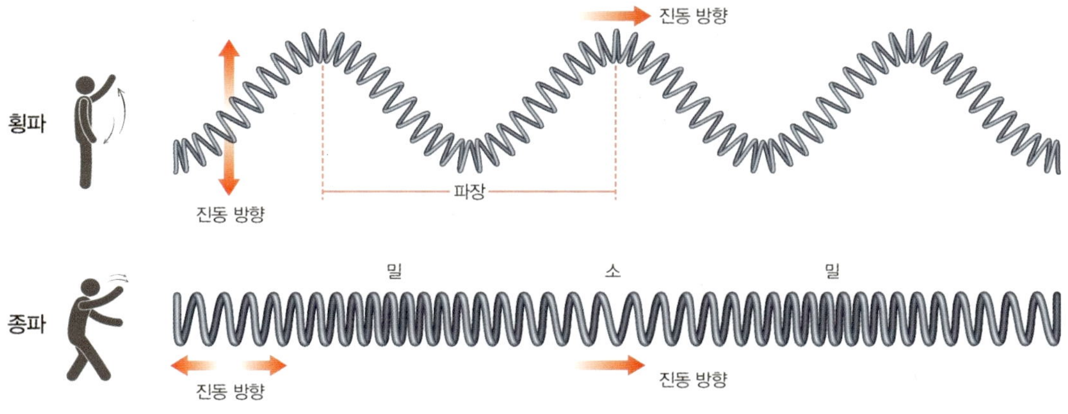

[그림 1-4] 횡파와 종파

3. 전리 여부에 따른 분류(이온 생성)

- 직접전리 방사선: 고속전자, 알파선(α선), 베타선(β선), 양자선, 중양자선, 기타 중하전입자선.
- 간접전리 방사선: 중성자선 , 감마선과 엑스선(γ-ray 및 X-ray)
- 비전리 방사선: 전파, 적외선, 자외선, 가시광선 등

1) 전리방사선

- 비교적 에너지가 높아 물질 내에서 물질을 구성하는 원자를 양이온과 전자(음이온)로 분리시키는 능력이 있는 방사선
- 원자에서 전자를 제거할 충분한 에너지 보유

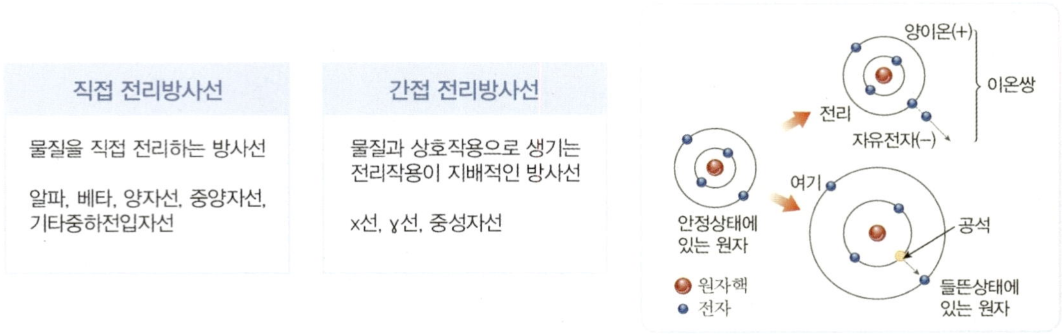

[그림 1-5] 전리방사선

2) 비전리방사선

- 물질 내에서 이온을 만들지 못하나 에너지를 전달하는 방사선
- 원자에서 전자를 제거할 충분한 에너지 없음

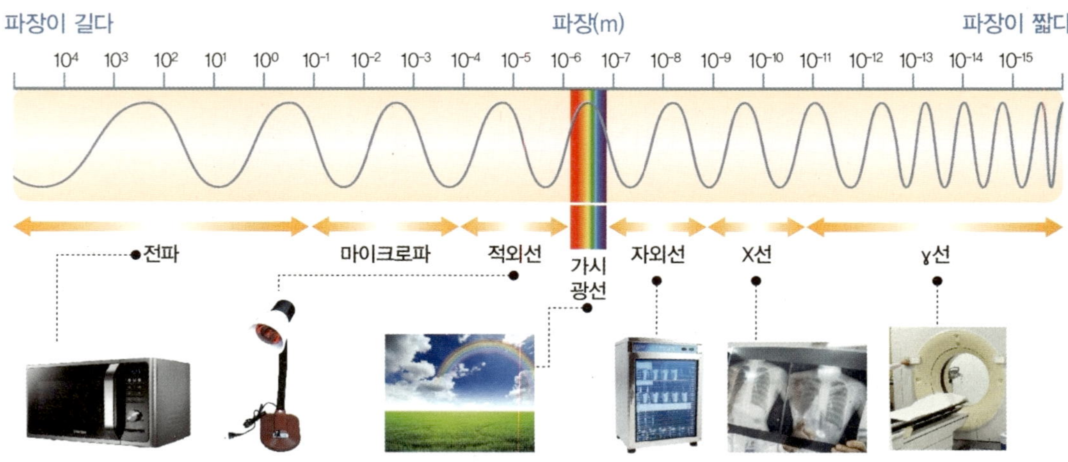

[그림 1-6] 비전리방사선

3) 자연방사선과 인공방사선

- 자연 방사선: 천연에 본래부터 존재하는 방사선원에서 방출되는 방사선(햇빛, 광물, 콘크리트, 공기 중) (2.4 mSv/년)
- 인공 방사선: 진단용 X-선과, 치료방사선, 공항의 보안 검색장치, TV 등과 같은

전자제품에서 발생되는 방사선 같이 인공으로 발생하는 방사선 등

→ 방사선이 가지는 성질이나 인체에 미치는 영향 등은 자연방사선과 인공방사선이 똑같음

→ 우리가 방사선과 함께 생활을 해도 아무런 문제가 없는 것은 우리 주위에 있는 방사선의 양이 특별히 관심을 두지 않아도 되는 적은 양이기 때문

→ 일시에 너무 많은 방사선을 받게 되면 여러 가지 신체적 장애가 나타남

4) 자연방사선 & 인공방사선 세기 비교

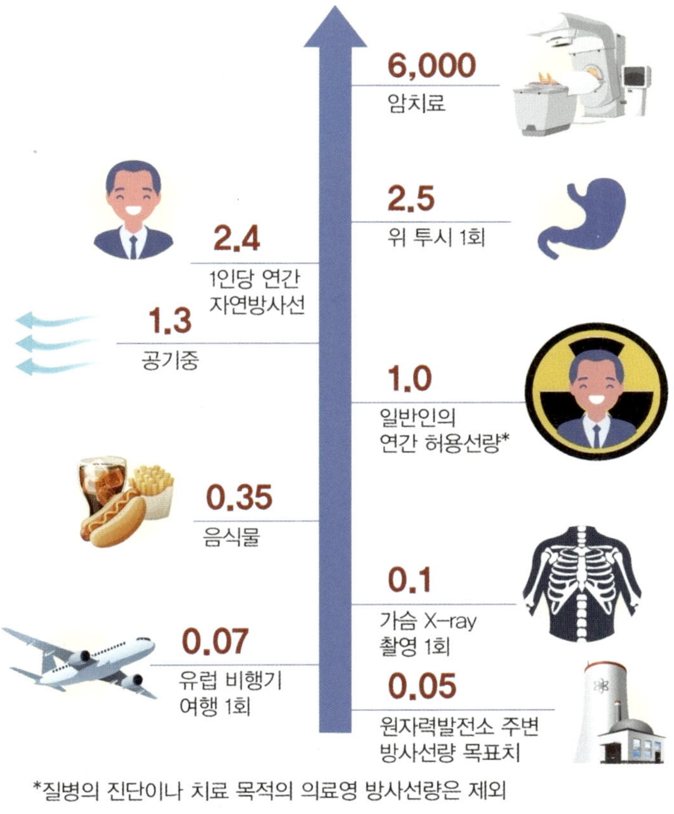

[그림 1-7] 자연방사선과 인공방사선 세기 비교

4. 방사선 종류와 투과력

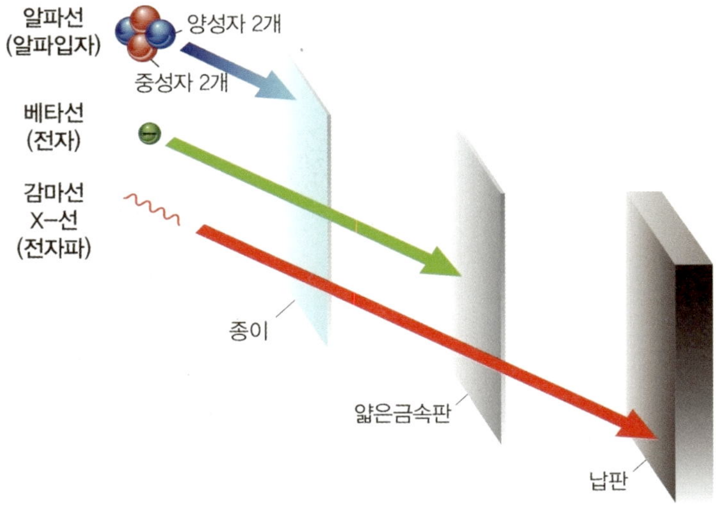

[그림 1-8] 방사선 종류와 투과력

5. 방사선의 작용

- 형광작용: 특정한 물질에 투사하면 특정물질로부터 특수한 빛을 발생하는 작용
- 감광작용: 사진검판을 감광시키는 작용
- 투과작용: X선 γ선은 하전입자가 아니고 전자기파이기 때문에 다른 하전입자보다 투과력이 강하다(X선은 의료용, γ선은 치료, 산업용으로 이용).
- 전리작용(이온화 작용): 원자로부터 전자를 빼어내어 한 쌍의 양이온과 음이온을 만드는 현상

6. 방사선을 표시하는 단위

1) 방사능

- 방사성 원자핵이 시간당(1초) 붕괴되는 수(dps)
- 단위: 베크렐(Bq) or 큐리(Ci)

2) 조사선량

- 감마선, X선이 공기를 어느 정도 전리시키는가
- 단위: 킬로그램당 쿨롱(C/kg) or 뢴트겐(R)

3) 흡수선량

- 방사선의 에너지가 얼마나 물질에 흡수되었는가
- 단위: 그레이(Gy)

4) 등가선량

- 방사선의 종류와 에너지에 따른 인체의 위험도를 평가
- 흡수선량 X 방사선 가중치
- 단위: 시버트(Sv)

5) 유효선량

- 인체의 각조직에 대한 방사선의 위험도 평가
- 등가선량 X 조직 가중치
- 단위: 시버트(Sv)

7. 방사선 가중치

- 방사선 종류에 따른 인체 영향의 상대적 차이를 설명하기 위해서 설정된 계수

[표 1-1] 방사선 가중치

종류 및 에너지 범위	방사선 가중치(W_R)
• 광자(전에너지)	1
• 전자 및 뮤온(전에너지)[2]	1
• 중성자, 에너지 〈 10 KeV	5
10 keV – 100 keV	10
100 keV – 2 MeV	20
2 MeV – 20 MeV	10
〉 20 MeV	5
• 반조양자 이외의 양자(에너지 〉 2 MeV)	5
• 알파입자, 핵분열 파편, 무거운 원자핵	20

1) 조직 가중치

조직 또는 장기	조직가중치 (W_T)	조직 또는 장기	조직가중치 (W_T)
생식선	0.20	간	0.05
골수(적색)	0.12	식도	0.05
대장	0.12	갑상선	0.05
폐	0.12	피부	0.01
위	0.12	뼈표면	0.01
방광	0.05	기타 조직	0.05[2,3]
유방	0.05		

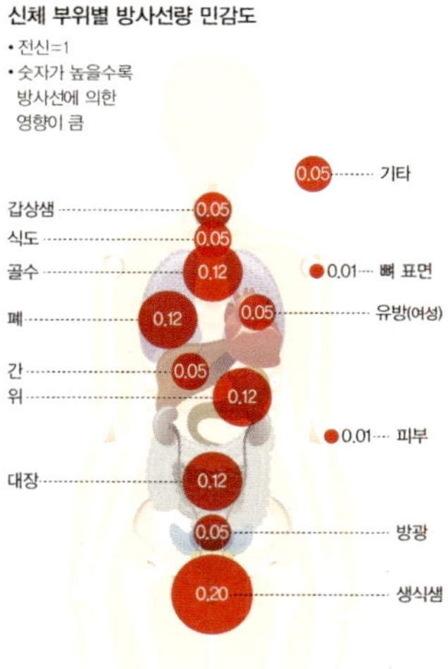

[그림 1-9] 조직 가중치

8. 방사선량에 따른 위험도

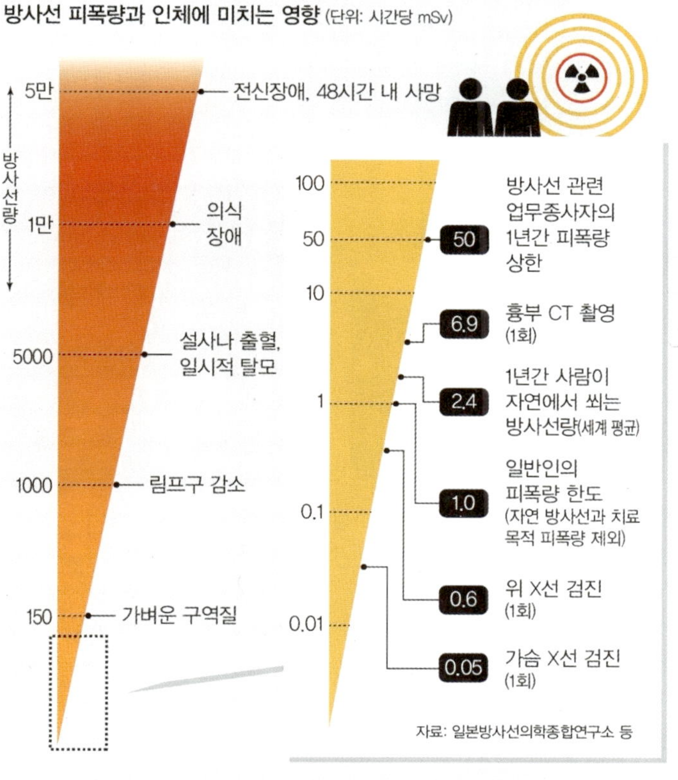

[그림 1-10] 방사선량에 따른 위험도

후쿠시마 지역의 방사선 세기

- 폭파지역 방사선 수위는 시간당 400 mSv 측정(하루 누적 10000 mSv, 연간 3650 Sv)
- 실제로 후쿠시마 원전 30 Km 지역에서 하루 누적 10 mSv의 피폭, 연간 방사선 누적량으로 환산하면 3650 mSv에 해당하므로 매년 자연적으로 받는 방사선의 세기는 약 1500배에 해당한다고 볼 수 있다.

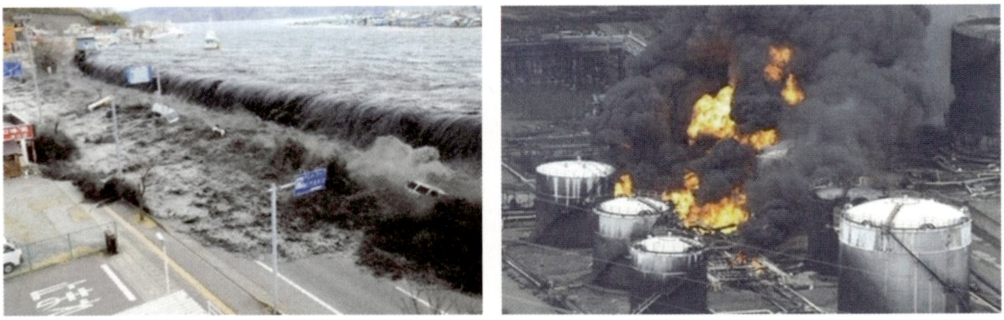

[그림 1-11] 후쿠시마 지역

9. 방사선 관계종사자의 피폭선량 기준

[표 1-2] 방사선 관계종사자의 피폭선량 기준

피폭구분	선량한도
유효선량	연간 50 mSv(5 rem) 이하이어야 하며, 5년간 누적선량은 100 mSv(10 rem) 이하여야 합니다. ※ 1년에 한하여 50 mSv(5 rem)까지 허용하는 것이며 연간 20 mSv(2 rem)를 넘지 않아야 합니다.
등가선량(수정체)	연간 150 mSv(15 rem) 이하이어야 합니다.
등가선량(수정체)	연간 500 mSv(50 rem) 이하이어야 합니다.

TLD(방사선피폭선량계)

- 방사선관계종사자는 TLD배지라는 피폭측정선량계를 착용하며 분기마다 선량을 체크
- 피폭선량이 연간 50 mSv, 분기당 20 mSv을 초과한 경우에는 해당 식약청에서 현장조사를 실시하며, 선량 초과자는 건강진단 및 필요 시 근무지 변경 또는 근무시간 단축 등의 안전조치를 취해야 함
- 피폭선량계의 파손, 분실 등 피폭선량계를 동일인이 2회 이상 적절하게 관리하지 아니한 경우는 50만원의 과태료가 부과됨

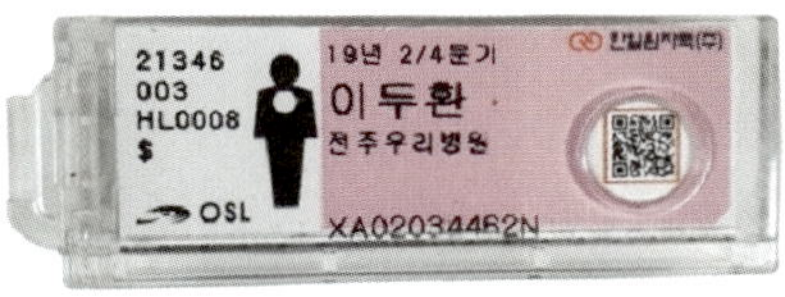

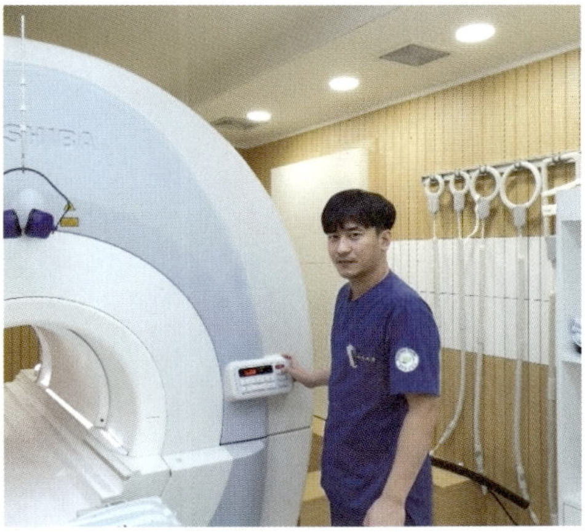

[그림 1-12] TLD(방사선피폭선량계)

1) 병원 직종별 방사선 피폭선량 비교

[표 1-3] 병원 직종별 방사선 피폭선량 비교

직종	연간평균피폭량(mSv)	비 고
평균	0.73	
방사선사	1.42	
방사선과전문의	0.46	
의사	0.44	
간호사	0.78	
치과의사	0.23	
치과위생사	0.19	
업무보조	0.64	
기타	0.44	

10. 방사선 검사 문제점

- 의료용으로 사용되는 엑스선 검사의 경우 대부분 태아에게 치명적인 위험을 초래하지는 않지만, 중병 또는 다른 합병증을 일으킬 수 있는 가능성을 배제할 수 없음

병원에서의 방사선 검사에 대한 피폭량은?

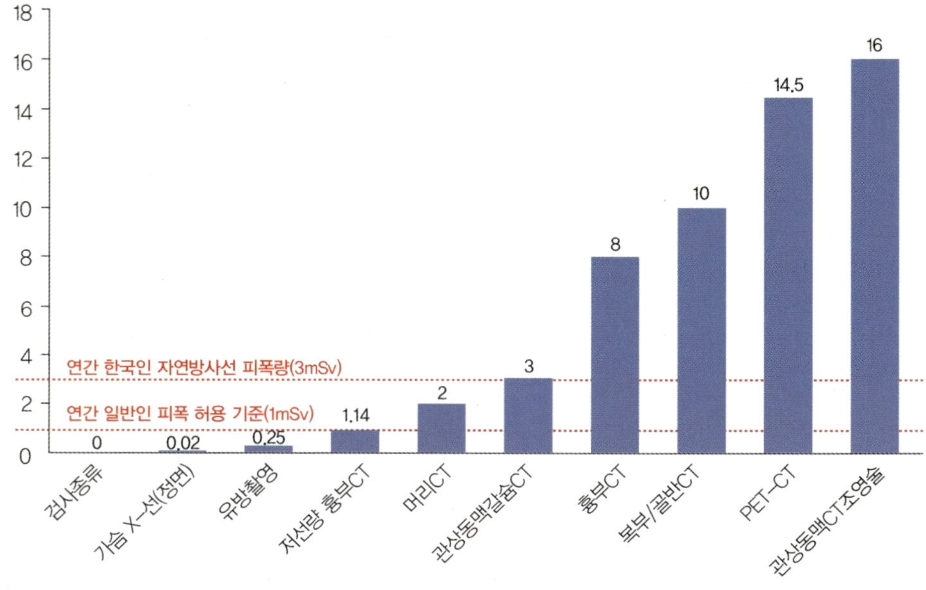

의료방사선 검사 행위별 유효선량(단위: mSv)

[그림 1-13] 병원 방사선 검사의 피폭량

1) 태아기에 대한 방사선 검사의 위험성

- 한 번의 진단적 엑스선 검사는 태아에게 영향이 거의 없음
- 방사선 피폭에 의한 태아 기형의 발생은 확률적인 영향이 아닌 결정적 영향에 속하므로 50 mSv 이하의 방사선 피폭은 태아의 기형이나 유산의 확률을 증가시키지 않음

- 방사선 치료를 목적으로 많은 양의 방사선에 의도적으로 쪼일 경우를 제외하고는 일반적으로 임신한 산모가 100 mSv 이상의 방사선에 노출되는 경우는 거의 없고, 진단용 방사선 피폭으로 인한 기형아 출산의 예는 거의 찾아 볼 수 없음
- 임신 초기 방사선 노출에 대한 유의성은 확인되지 않았으므로 임산부는 불필요한 방사선 노출을 조심하는 것이 바람직함
- 가임여성(임신가능성이 있는)은 각별한 주의

[표 1-4] 검사 전 꼭 알아야 할 사항

태아기의 방사선 영향				
태아기의 분류	착상전기	기관형성기	태아기	
시 기	수정~9일	수정후 2~8주	수정후 8주~출생	특히 8~15주
영 향	배사망	기형	발육지연	정신발달지연
역치선량	약 0.1 Gy 이하	약 0.1 Gy	약 0.1 Gy	약 0.12~0.2 Gy 이상

※ 위의 수치는 태령인데 최종 월경으로 이 값을 볼 때에는 표의 수치에 2주(14일)를 더하면 됩니다.
※ 임산부나 임신이 예상되는 여성은 반드시 검사담당자에게 말씀하여 주시기 바랍니다.

제2장 방사선과 관련된 인물

1. 윌리엄 크룩스(영국, 1832~1919, 86세)

- 진공관 연구의 선구자
- 크룩스관 발명으로 유명
- 불꽃을 분광학으로 분석하여 원자번호 81번 탈륨원소 발견
- 19세기 후반 크룩스관 주위의 영상이 혼령에 의한 것이라 믿고 심령술에 심취

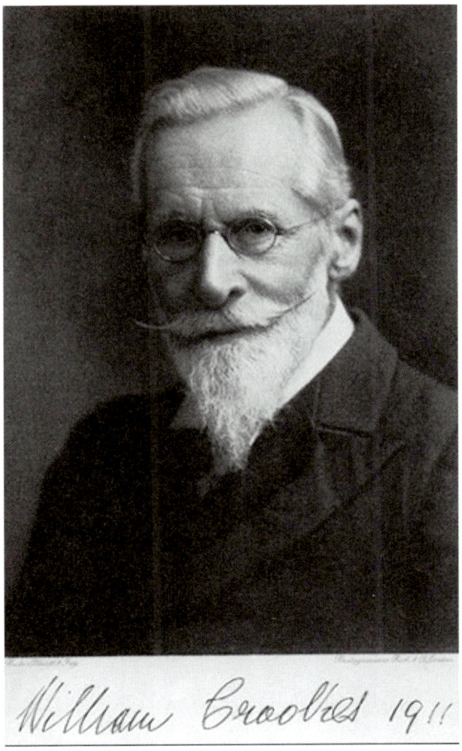

[그림 2-1] 윌리엄 크룩스

2. 빌헬름 뢴트겐(독일, 1845~1923, 78세)

1869. 스위스 취리히 대학 물리학 박사

1876. 독일 스트라스부르 대학 물리학과 교수

1888. 독일 뷔르츠부르크 대학 물리학 연구 소장

1895. 11. 8 엑스선 발견

1901. 1회 노벨 물리학상 수상.

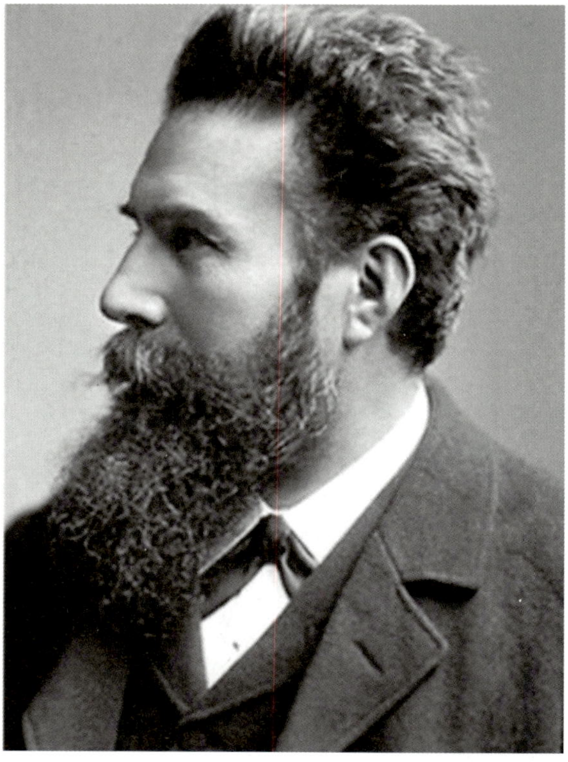

[그림 2-2] 빌헬름 뢴트겐

1) 크룩스 관

- 19세기 후반 초기 전기 방전 실험에 이용된 진공관
- 밀폐된 유리관의 공기를 빼서 압력이 낮게 유지(불활성 기체를 삽입)
- 관의 양쪽 끝에 전극을 설치하여 높은 전압을 걸어 줌
- 톰슨이 전자 발견에 이용
- 뢴트겐이 엑스선 발견에 이용

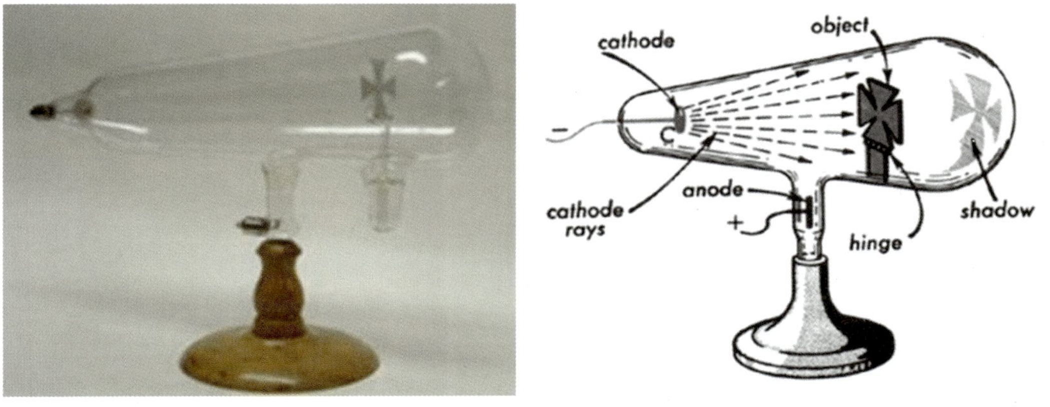

[그림 2-3] 크룩스 관

2) 뢴트겐의 크룩스 관 실험

- 19세기말 크룩스 관 실험 유행
- 크룩스 관을 켜면 주위에 형광물질을 바른 스크린에서 빛이 나오는 것 관찰
- 크룩스 관을 검은 종이로 둘러 싼 다음 실험
- 납 조각을 가져갔을 때 스크린에 흔적이 보임

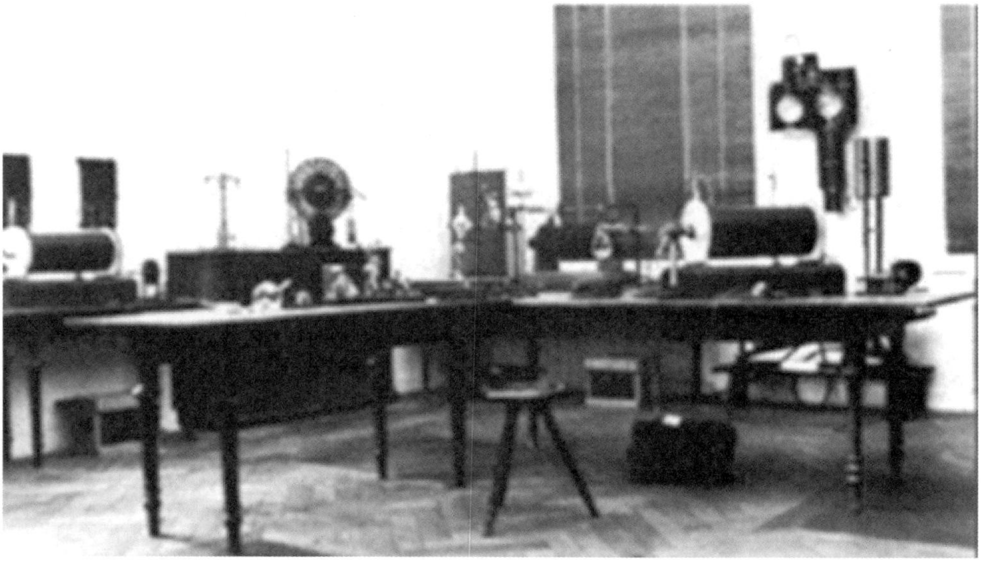

[그림 2-4] 뢴트겐의 크룩스 관 실험

3) 뢴트겐과 최초로 촬영된 X선 영상

- 1895. 12. 22 아내의 손 엑스선 사진을 찍음
- 1895. 12. 28 학회지에 「새로운 종류의 빛에 관하여」라는 제목의 논문 발표
- 1901년 제 1회 노벨물리학상 수상

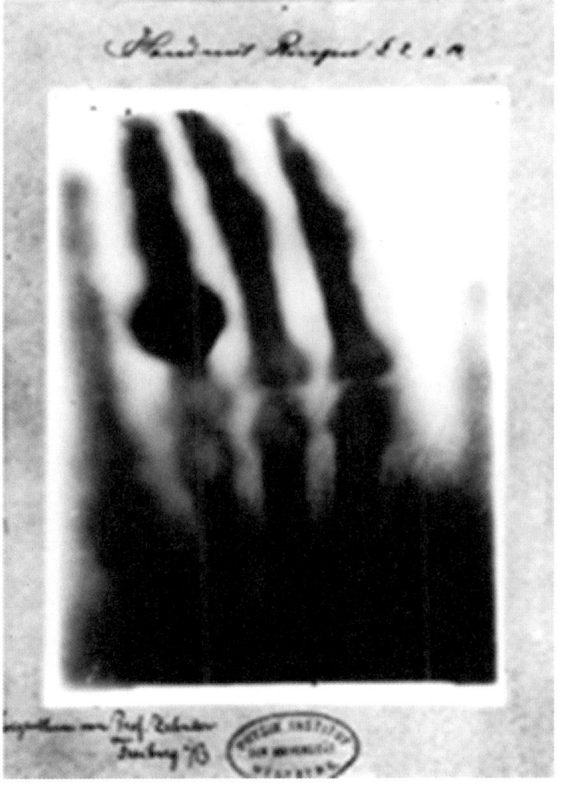

[그림 2-5] 뢴트겐과 최초로 촬영된 X선 영상

4) 엑스선을 의료에 이용

- 1896년 2월 컬럼비아 대학의 푸핀 교수가 X선을 사용하여 손에 박힌 산탄의 위치를 발견

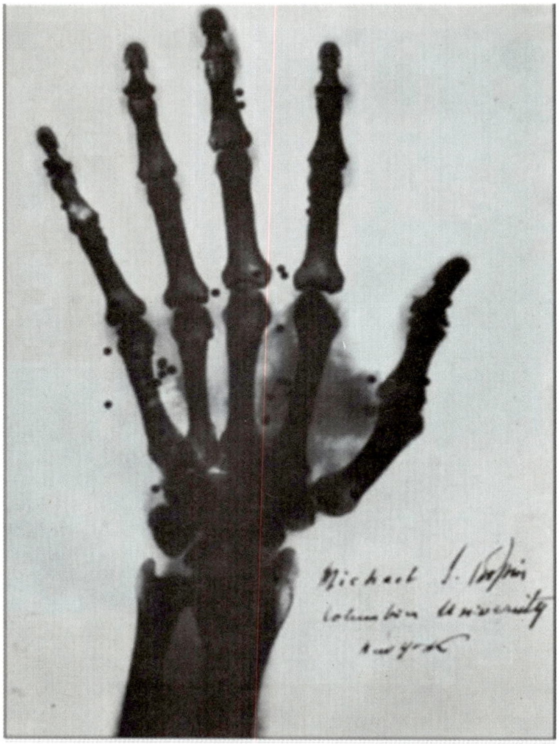

[그림 2-6] 엑스선을 의료에 이용

3. 베크렐

- 1896년 우라늄 및 다른 물질들을 조사하다가 우라늄염이 사진 검판을 감광시키는 것을 발견
- 이 현상은 퀴리 부인에 의해 해명되었으며 이와 같은 현상을 방사능이라 명명
- 1903년 피에르·마리 퀴리 부부와 함께 노벨 물리학상을 받음

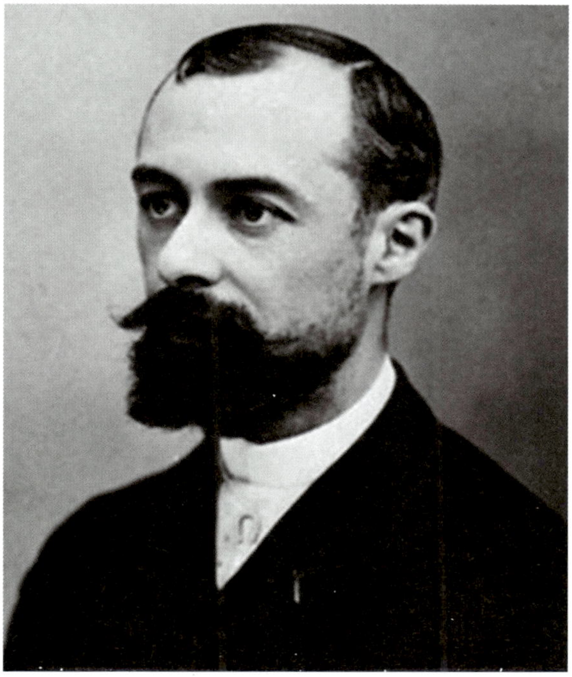

[그림 2-7] 앙투안 앙리 베크렐

4. 마리 퀴리

- 우라늄 광물인 피치블렌드를 처리하여 베크렐이 사용한 것보다 4배 강한 새로운 원소를 찾아냄(폴로늄, 라듐)
- 감광작용이나 전리작용, 형광작용을 내는 능력을 방사능이라 부르고 방사능을 가진 물질에서 나오는 것을 방사선이라고 명명

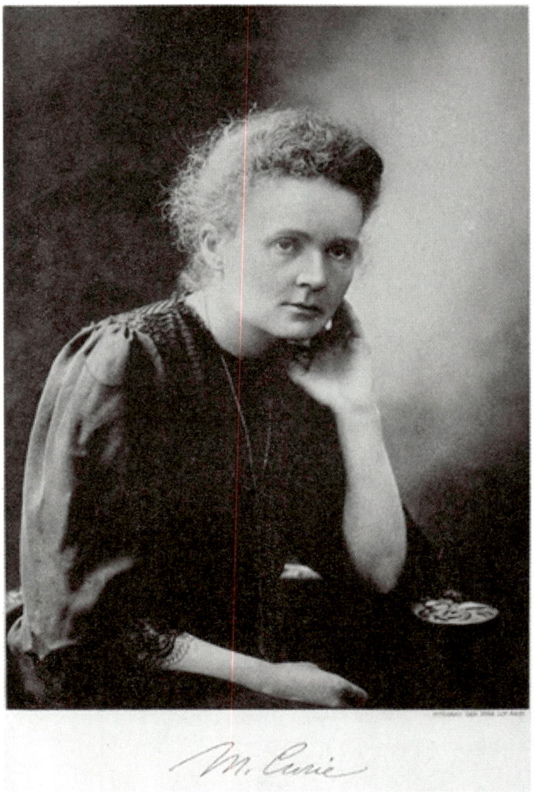

[그림 2-8] 마리 퀴리

▶ 라듐의 발견과 방사선 피폭

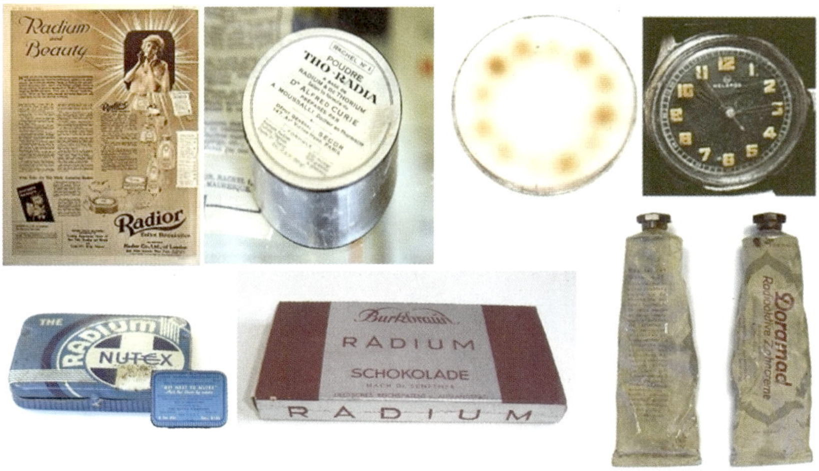

[그림 2-9] 라듐이 발견과 방사선 피폭

▶ 세상에서 가장 무서운 장난감

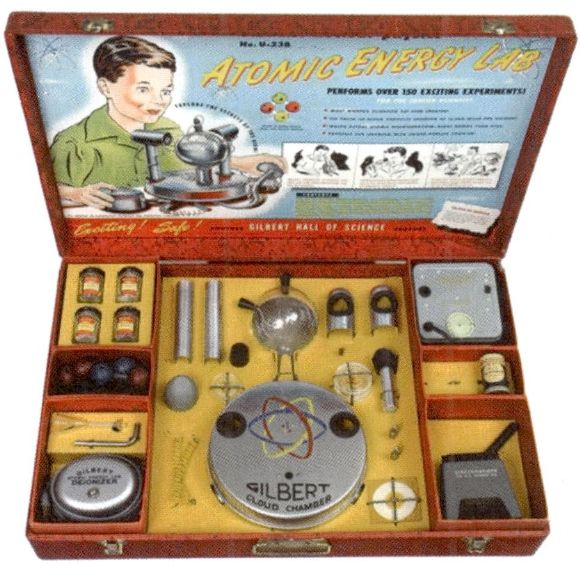

[그림 2-10] 방사선 에너지 실험실 장남감(GILBURT U-238 ATOMIC ENERGY LAB)

5. 방사선 발견의 역사

- 1895년 뢴트겐 → 엑스선(X-ray)을 발견
- 1896년 베크렐 → 우라늄 발견
- 1898년 퀴리 부인 → 라듐, 폴로늄 발견
- 1902년 러더포드 연구팀 → 알파(α)선: 헬륨핵, 베타(β)선: 음전자, 감마(γ)선: 전자기파

제3장 원자의 구조

1. 원자(Atom)

물리적으로 더 이상 쪼갤 수 없는 작은 입자 또는 화학적 특성을 유지하는 물질의 기본적인 최소입자

- 물체: 물질로 이루어진 하나의 사물
- 물질: 질량과 부피를 갖는 존재
- 분자: 물질의 특성을 유지하는 가장 작은 단위(원자들 간의 결합)
- 원소: 한 종류의 원자만을 가진 순수한 물질
- 원자: 화학반응으로 더 이상 쪼갤 수 없는 가장 작은 단위
  - 원자의 화학적 성질을 결정 = 원자의 전자 수

2. 과학자의 원자 모형

1) 돌턴

- 19세기 초 영국의 과학자
- 모든 물질은 더 이상 쪼갤 수 없는 원자로 구성
- 같은 종류의 원자는 모두 크기와 질량이 같고 같은 성질
- 한 원소의 원자는 다른 원소의 원자로 바뀌거나, 없어지거나, 새로 생겨나지 않음
- 화합물은 한 원자와 다른 원자가 정하여진 수의 비율로 결합함으로써 이루어짐

2) 톰슨

- 음극선 실험을 통해 전자발견 → 1897년
- 1906년 노벨물리학상(전자에 관한 연구)
- 전자발견 후 원자모형 제시: 플럼(자두) 푸딩 모형

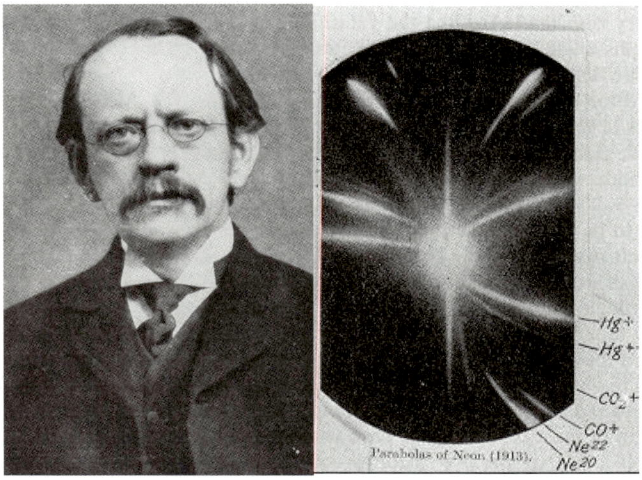

[그림 3-1] 톰슨의 원자모형

▶ 톰슨의 전자의 발견(음극선 실험)

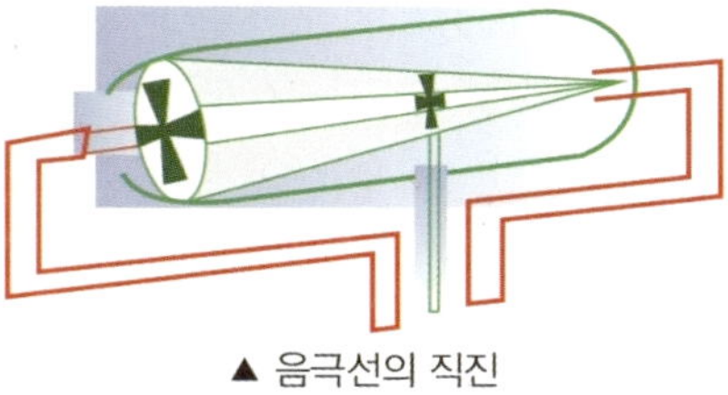

▲ 음극선의 직진

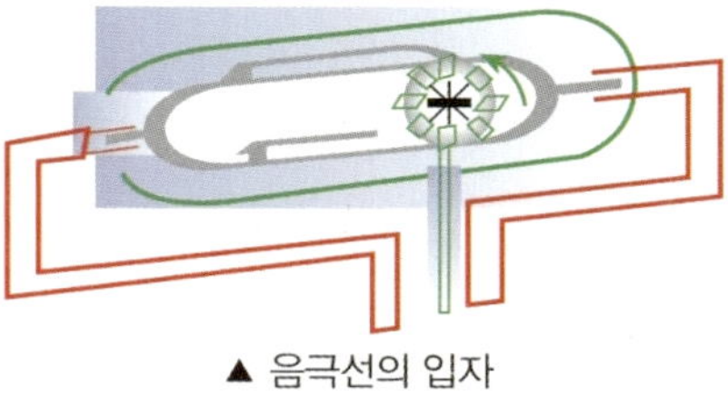

▲ 음극선의 입자

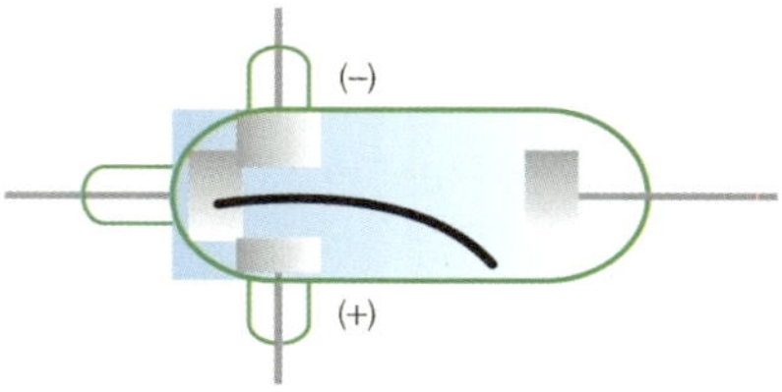

▲ 음극선의 전하성

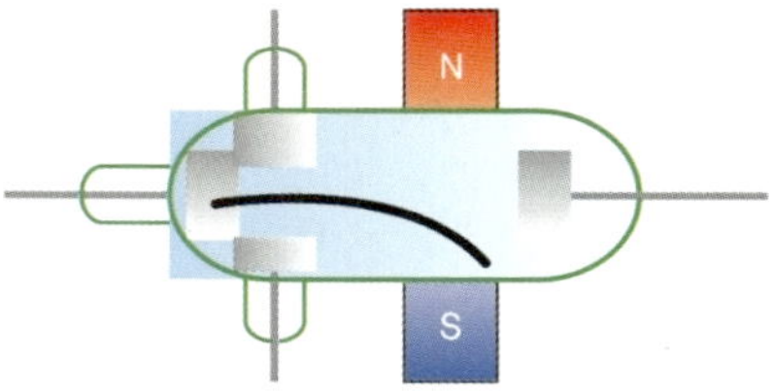

▲ 음극선의 전하성

[그림 3-2] 톰슨의 음극선 실험

3) 어니스트 러더퍼드

- 영국의 물리학자, 1908년 노벨화학상 수상
- 1911년에 금박지 실험에서 톰슨의 모형이 틀렸다는 것을 증명함
- 원자는 작은 핵을 가지고 있으며, 전자가 원자핵 주변을 돌고 있다고 주장(태양계와 아주 비슷한 모양)

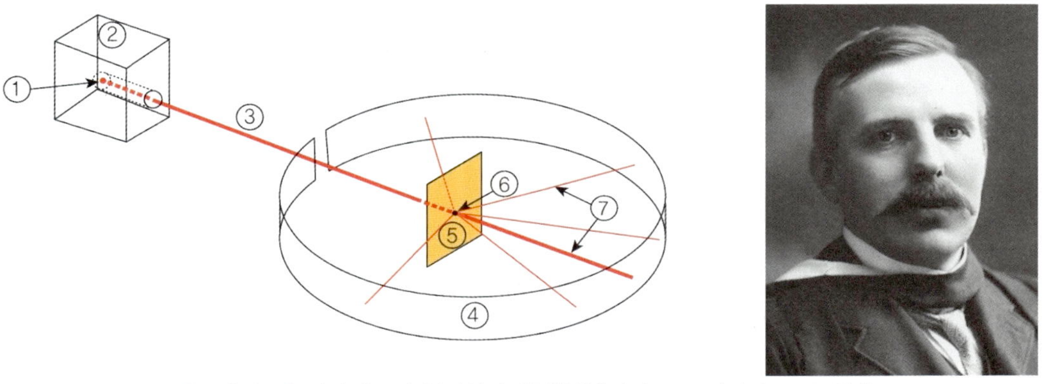

[그림 3-3] 러더퍼드의 알파입자 산란실험(어니스트 러더퍼드 1908년)

4) 닐스 보어

- 덴마크 출신 물리학자
- 러더퍼드의 원자모형의 문제를 해결

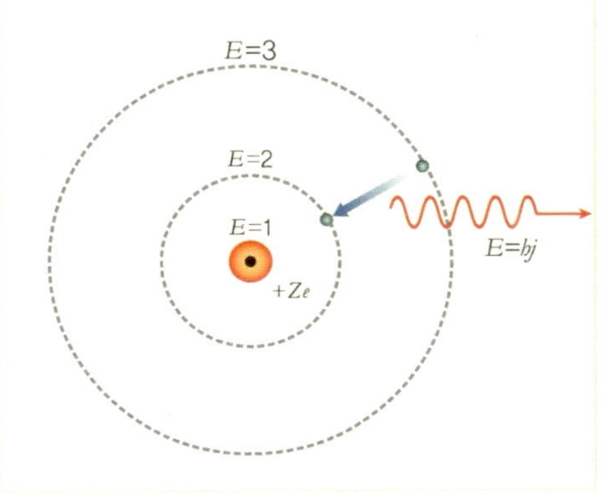

[그림 3-4] 보어의 원자모형

닐스 보어의 원자모형 2가지 가설

- 전자는 아무 위치에나 존재하지 않고, 정해진 궤도에만 존재하며 궤도에 전자가 존재할 때는 외부로 에너지를 방출하지 않아 안정됨
- 전자가 궤도의 위치를 바꿀 때는 전자파(에너지)를 방출하거나 흡수하여야만 함
  즉, 전자가 전자껍질 안쪽으로 이동하거나 바깥쪽으로 이동하면 에너지를 빛의 형태로 방출하거나, 흡수한다는 의미

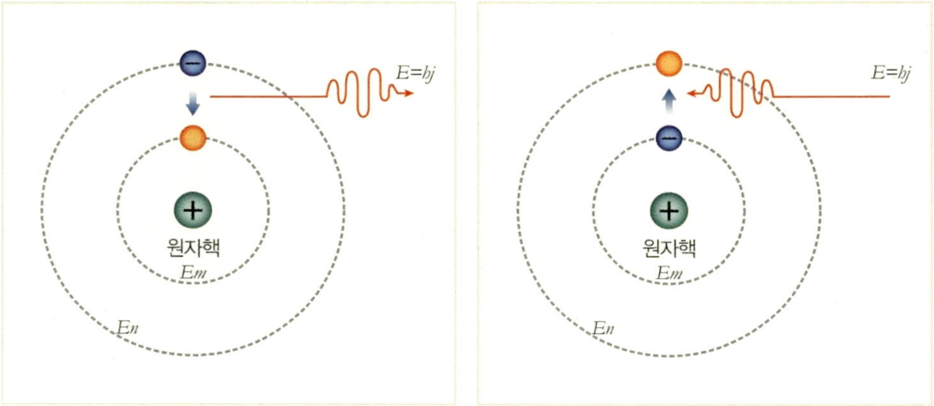

[그림 3-5] 보어의 원자모형(천이, 여기)

5) 원자 모형의 변천사

- 돌턴: 단단하고 더 이상 쪼갤 수 없는 공과 같은 모양이다.
- 톰슨: 원자핵의 개념이 없는 건포도가 든 푸딩 모양이다.
- 러더퍼드: 태양 주위를 돌고 있는 행성과 같은 전자 행성모형
- 보어: 전자는 원자핵 주위 일정한 궤도에서 불연속적인 원 궤도를 그리면서 운동한다.
- 슈뢰딩거: 핵 주위의 전자를 확률 분포에 따라 나타나게 하는 전자구름모형(오비탈 이론)

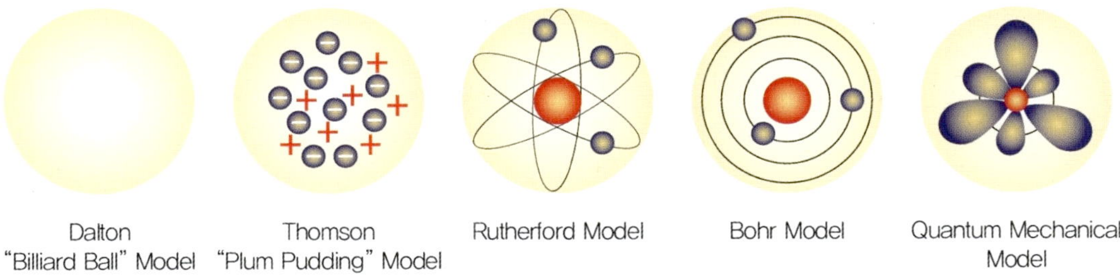

[그림 3-6] 원자 모형의 변천사

3. 원자의 구성요소

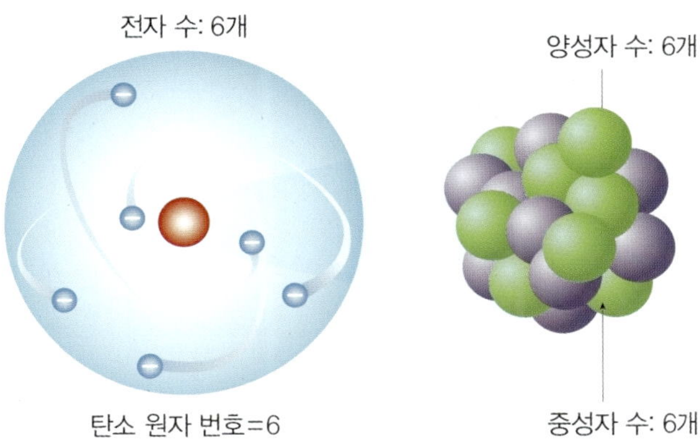

입 자		질 량	상대적 질량	전 하	상대적 전하량
원자핵	중성자	1.675 × 10^{-24}	1	0	0
	양성자	1.673 × 10^{-244}	1	+1.602 × 10^{-19}	+1
전자		9.110 × 10^{-28}	$\frac{1}{1837}$	-1.602 × 10^{-19}	-1

[그림 3-7] 원자의 구성요소

4. 원자의 크기

- 실제 원자 크기: 10^{-10} m or 1 Å (옹그스트롬)
- 실제 원자핵 크기: $10^{-14\sim-15}$ m or 1~10 fm(펨토미터, 페르미)
- 원자와 원자핵의 차이: 약 10,000~100,000배 차이

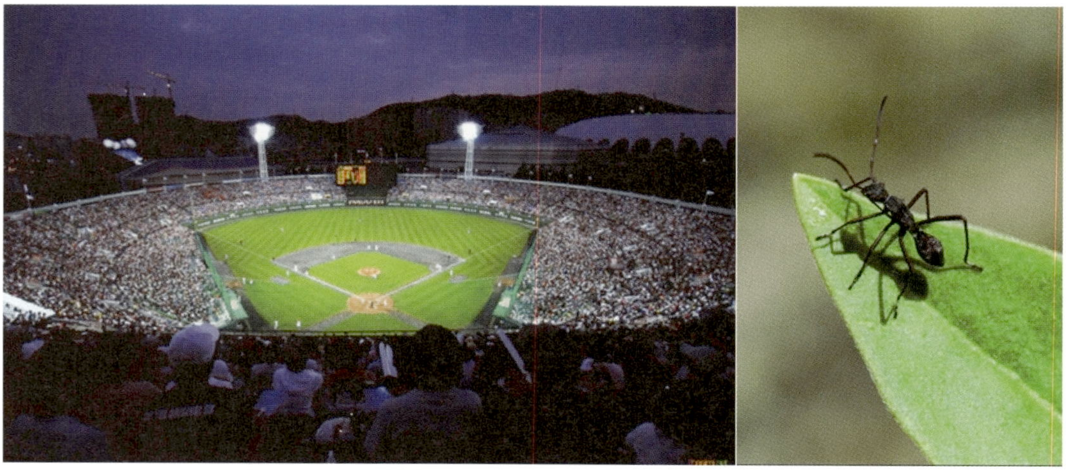

[그림 3-8] 원자의 크기(야구장 = 원자 200 m, 개미 = 원자핵 2 mm)

5. 쿨롱력과 핵력

1) 쿨롱력

- 핵자 속 양성자끼리 같은 (+)의 성질을 가지고 있기에 척력이 작용
- 원자핵(+)과 전자(−) 사이에 상호간 정전기적 인력이 존재
- 중력(만유인력) 보다 크기 때문에 핵을 중심에 두고 일정 반경의 에너지 준위를 공전

2) 핵력

- 핵 속에는 양성자는 원자 중심부에 밀집되어 있음
- 양성자 상호 간에 작용하는 쿨롱력 보다 큰 인력(약 100배)이 존재함을 알 수 있음

6. 전자껍질과 에너지 준위

- 전자의 에너지 준위는 계단형 구조를 가짐
- 각 껍질에만 존재하고, 중간에는 존재할 수 없음

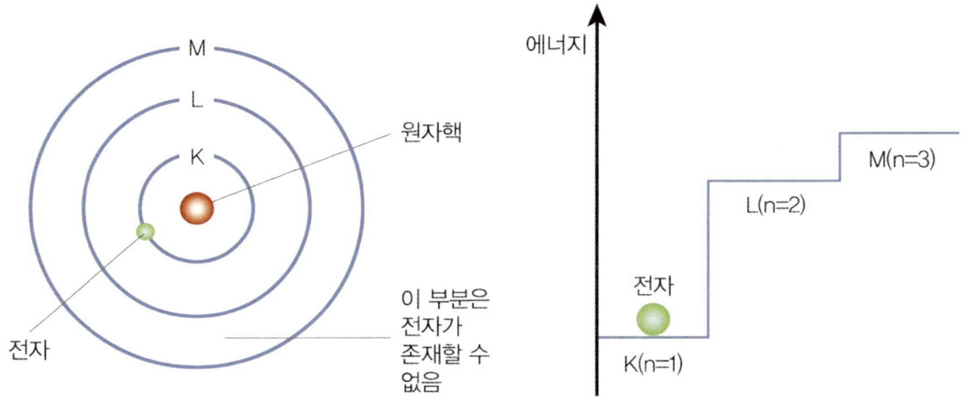

[그림 3-9] 전자껍질과 에너지 준위

7. 위치에너지 & 결합에너지

- 궤도전자의 위치에너지(Ep): 원자핵과의 거리에 의해서 결정
- 껍질별 위치에너지 차이: N 〉M 〉L 〉K: 위치에너지가 작을수록 안정한 상태를 나타냄
- 궤도전자의 결합에너지(Eb): 원자핵과 궤도전자는 쿨롱의 힘에 의해 결속되어 있으므로, 궤도전자를 원자 외부로 이탈시키기 위해서는 일정수준 이상의 에너지를 공급하여야 함. 따라서 결합에너지 궤도전자를 원자 밖으로 이탈시키기 위한 에너지임
- 껍질별 결합에너지 차이: K 〉L 〉M 〉N ----- : 결합에너지가 클수록 안정한 상태를 나타냄

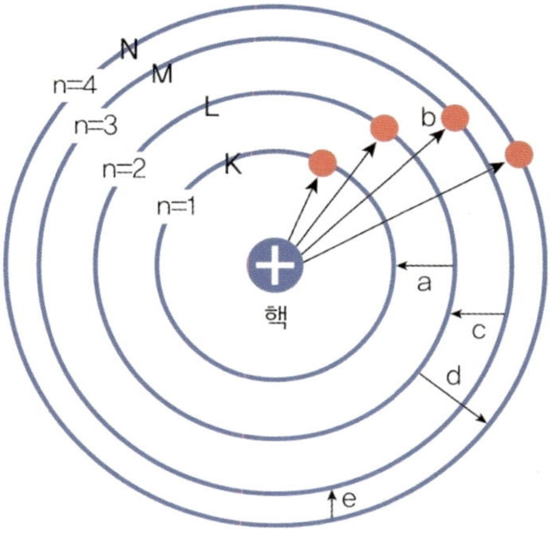

[그림 3-10] 위치에너지와 결합에너지

8. 껍질(각)별 전자배치: $2n^2$

- K껍질에 채울 수 있는 전자수 예) $2n^2 = 2 \times 1^2 = 2$
- K각 2개, L각 8개, M각 18개, N각 32개, O각 50개의 전자를 수용
- 부껍질에 s, p, d, f의 부껍질이 존재하며 (s: 2개, p: 6개, d: 10개, f: 14개) 에너지 준위가 낮은 오비탈부터 순차적으로 전자가 배치됨
- 일반적으로 최외각 전자가 8개로 되면 안정되는 경향(옥텟 규칙, 8전자 규칙)

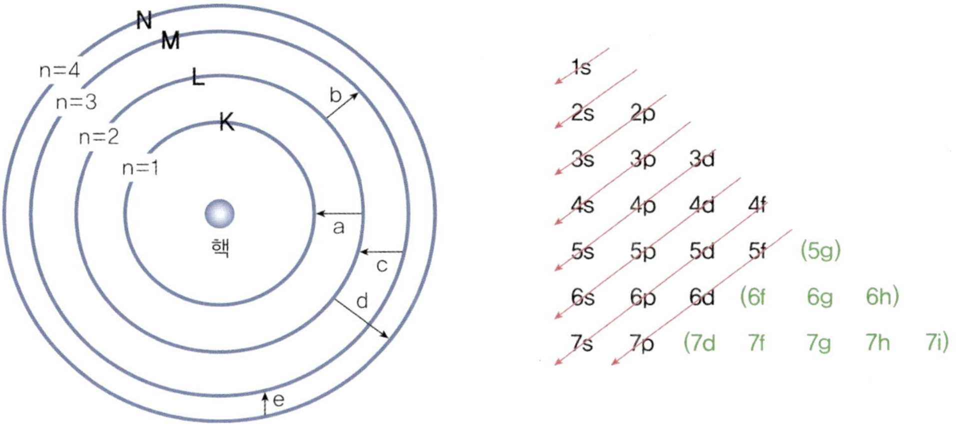

[그림 3-11] 껍질별 전자배

9. 이온결합

: 금속원소와 비금속원소의 결합

- 옥텟을 이루지 못한 원자들이 전자를 주고받으면서 이온상태가 되고 그 이온들이 전자기력에 의해서 서로 끌어당기면서 결합하는 것
- 소금처럼 이온 결합으로 만들어진 물질은 고체 상태에서는 구성 입자들이 쉽게 움직일 수 없으나 액체 상태이거나 물에 녹으면 전기를 띤 이온들이 자유롭게 움직일 수 있어 전기를 통할 수 있음

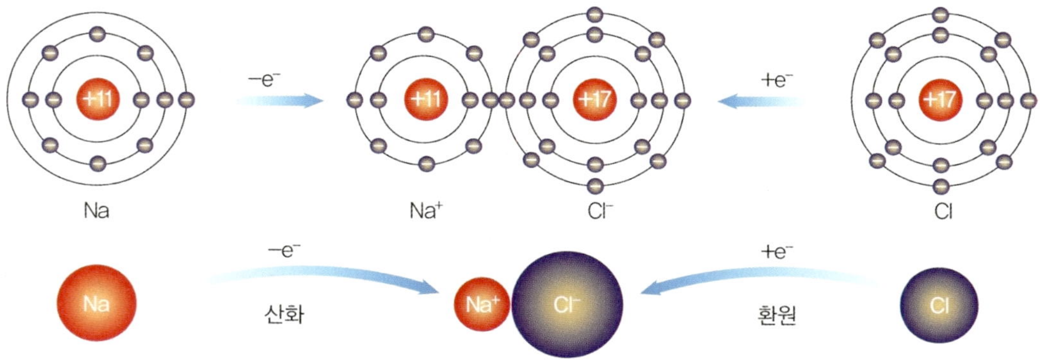

[그림 3-12] 이온결합

10. 공유결합

: 비금속 원소 간의 결합(분자결합)

- 화학결합의 하나로 2개의 원자가 서로 전자를 방출하여 전자쌍을 형성하고, 이를 공유함으로써 생기는 결합(대부분의 유기화합물과 일부 무기화합물에서 볼 수 있음)

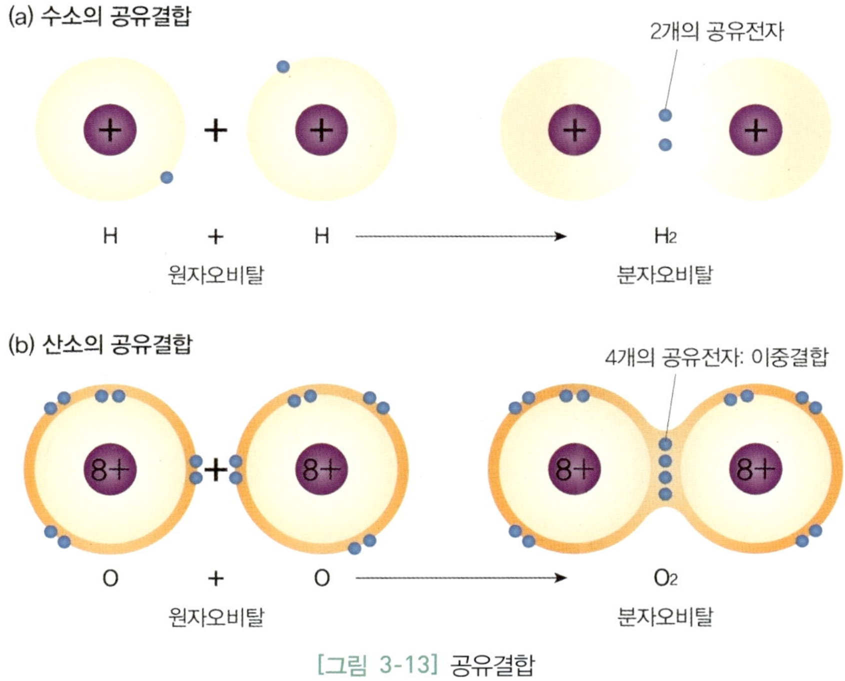

[그림 3-13] 공유결합

11. 원자기호와 표시방법

- X: 원자 이름을 나타내는 기호
- A: 원자의 질량수(양성자수 + 중성자수)
- Z: 원자번호(양성자수)
- 원자번호 = 양성자 수 = 중성원자에서 궤도전자수

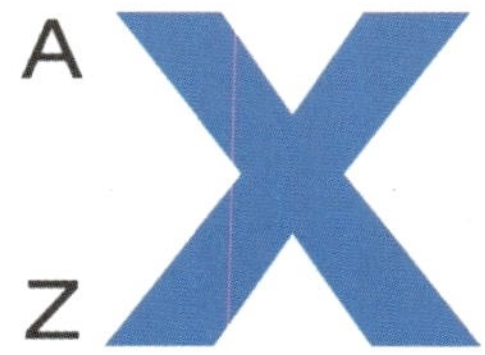

[그림 3-14] 원자기호와 표시방법

12. 원소(Element)

: 원자번호에 의해서 구별되는 한 종류만의 원자로 만들어진 물질 및 그 홑원소 물질의 구성 요소

13. 원소의 종류

- 동위원소: 원자번호는 같고, 질량수가 다른 원소, 화학적 성질이 같음
- 방사성동위원소: 동위원소 중 방사선을 방출하는 원소
- 동중원소: 원자번호는 다르고, 질량수가 같은 원소
- 동중성자체: 중성자수만 같은 원소
- 핵이성체: 원자번호, 질량수는 같고, 핵의 에너지 레벨만 다른 원소

1) 동위원소

- 원자번호는 같고, 질량수가 다른 원소
- 방사성동위원소: 동위원소 중 방사선을 방출하는 원소

$$^{59}_{27}\mathrm{Co} \qquad ^{60}_{27}\mathrm{Co}$$

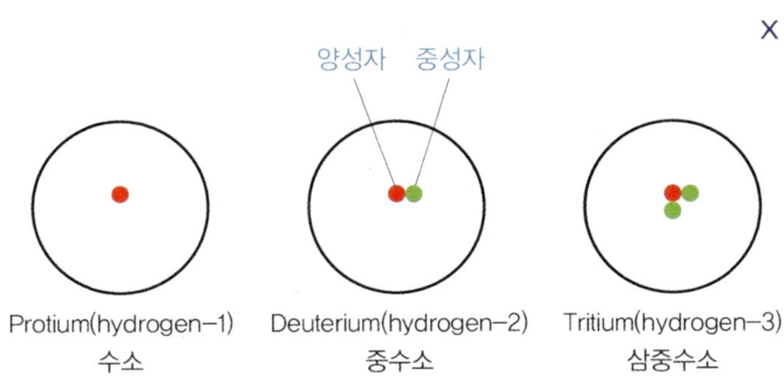

[그림 3-15] 동위원소

2) 동중원소

- 핵 안에 양성자와 중성자의 합이 같아 전체 질량수가 동일한 서로 다른 원자나 핵.
- 원자번호는 다르고, 질량수가 같은 원소

$$^{37}_{17}\mathrm{Cl} \qquad ^{37}_{18}\mathrm{Ar}$$

[그림 3-16] 동중원소

3) 동중성자원소

- 원자번호, 질량수가 다르나 중성자의 수가 같은 원소

$$^{59}_{27}\mathrm{Co} \qquad ^{60}_{28}\mathrm{Ni}$$

- 59−27=32
- 60−28=32

[그림 3-17] 동중성자원소

4) 핵이성체

- 원자번호, 질량수는 같고, 핵의 에너지 레벨만 다른 원소
- 여기서 m은 Matastable state(준안정상태)를 뜻한다.

$$^{99}_{43}\mathrm{Tc} \qquad ^{99m}_{43}\mathrm{Tc}$$

[그림 3-18] 핵이성체

원소의 주기율표

족 주기	1	2	3	4	5	6	7	8	9	10	11	12	13	14	15	16	17	18
1	1 H 수소 hydrogen																	2 He 헬륨 helium
2	3 Li 리튬 lithium	4 Be 베릴륨 beryllium											5 B 붕소 boron	6 C 탄소 carbon	7 N 질소 nitrogen	8 O 산소 oxygen	9 F 플루오린 fluorine	10 Ne 네온 neon
3	11 Na 소듐 sodium	12 Mg 마그네슘 magnesium											13 Al 알루미늄 aluminium	14 Si 규소 silicon	15 P 인 phosphorus	16 S 황 sulfur	17 Cl 염소 chlorine	18 Ar 아르곤 argon
4	19 K 포타슘 potassium	20 Ca 칼슘 calcium	21 Sc 스칸듐 scandium	22 Ti 타이타늄 titanium	23 V 바나듐 vanadium	24 Cr 크로뮴 chromium	25 Mn 망가니즈 manganese	26 Fe 철 iron	27 Co 코발트 cobalt	28 Ni 니켈 nickel	29 Cu 구리 copper	30 Zn 아연 zinc	31 Ga 갈륨 gallium	32 Ge 저마늄 germanium	33 As 비소 arsenic	34 Se 셀레늄 selenium	35 Br 브로민 bromine	36 Kr 크립톤 krypton
5	37 Rb 루비듐 rubidium	38 Sr 스트론튬 strontium	39 Y 이트륨 yttrium	40 Zr 지르코늄 zirconium	41 Nb 나이오븀 niobium	42 Mo 몰리브데넘 molybdenum	43 Tc 테크네튬 technetium	44 Ru 루테늄 ruthenium	45 Rh 로듐 rhodium	46 Pd 팔라듐 palladium	47 Ag 은 silver	48 Cd 카드뮴 cadmium	49 In 인듐 indium	50 Sn 주석 tin	51 Sb 안티모니 antimony	52 Te 텔루륨 tellurium	53 I 아이오딘 iodine	54 Xe 제논 xenon
6	55 Cs 세슘 caesium	56 Ba 바륨 barium	57-71 란타넘족 lanthanoids	72 Hf 하프늄 hafnium	73 Ta 탄탈럼 tantalum	74 W 텅스텐 tungsten	75 Re 레늄 rhenium	76 Os 오스뮴 osmium	77 Ir 이리듐 iridium	78 Pt 백금 platinum	79 Au 금 gold	80 Hg 수은 mercury	81 Tl 탈륨 thallium	82 Pb 납 lead	83 Bi 비스무트 bismuth	84 Po 폴로늄 polonium	85 At 아스타틴 astatine	86 Rn 라돈 radon
7	87 Fr 프랑슘 francium	88 Ra 라듐 radium	89-103 악티늄족 actinoids	104 Rf 러더포듐 rutherfordium	105 Db 더브늄 dubnium	106 Sg 시보귬 seaborgium	107 Bh 보륨 bohrium	108 Hs 하슘 hassium	109 Mt 마이트너륨 meitnerium	110 Ds 다름슈타튬 darmstadtium	111 Rg 뢴트게늄 roentgenium	112 Cn 코페르니슘 copernicium		114 Fl 플레로븀 flerovium		116 Lv 리버모륨 livermorium		

57 La 란타넘 lanthanum	58 Ce 세륨 cerium	59 Pr 프라세오디뮴 praseodymium	60 Nd 네오디뮴 neodymium	61 Pm 프로메튬 promethium	62 Sm 사마륨 samarium	63 Eu 유로퓸 europium	64 Gd 가돌리늄 gadolinium	65 Tb 터븀 terbium	66 Dy 디스프로슘 dysprosium	67 Ho 홀뮴 holmium	68 Er 어븀 erbium	69 Tm 툴륨 thulium	70 Yb 이터븀 ytterbium	71 Lu 루테튬 lutetium
89 Ac 악티늄 actinium	90 Th 토륨 thorium	91 Pa 프로트악티늄 protactinium	92 U 우라늄 uranium	93 Np 넵투늄 neptunium	94 Pu 플루토늄 plutonium	95 Am 아메리슘 americium	96 Cm 퀴륨 curium	97 Bk 버클륨 berkelium	98 Cf 캘리포늄 californium	99 Es 아인슈타이늄 einsteinium	100 Fm 페르뮴 fermium	101 Md 멘델레븀 mendelevium	102 No 노벨륨 nobelium	103 Lr 로렌슘 lawrencium

1 원자번호
H 원소기호

비금속 원소
금속 원소
전이 원소

검은색 상온에서 고체
푸른색 상온에서 액체
붉은색 상온에서 기체
보라색 미정

[그림 3-19] 원소의 주기율표

제4장 X선의 발생

1. X선 발견

- 크룩스관을 이용한 음극선의 연구 과정에서 뢴트겐이 X선을 우연하게 발견하게 됨
  - 음극선(Cathode-ray): 전자 또는 음전하를 갖는 입자들이 음극에서 양극으로 향하여 이동하는 빔

2. X선 발생의 원리

- 진공 유리관 내의 필라멘트를 가열시킨 후 열 전자를 방출
- 유리관 양/음극에 고전압을 가하여 방출된 열전자에 운동에너지를 가하여 양극 타깃에 충돌
- 열전자와 충돌된 양극에서 X-Ray가 발생함

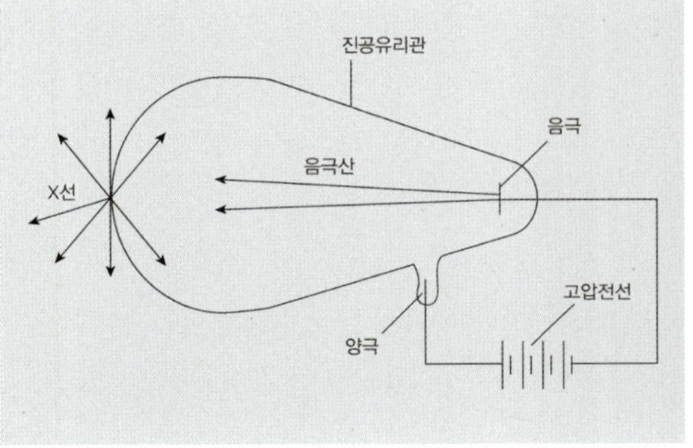

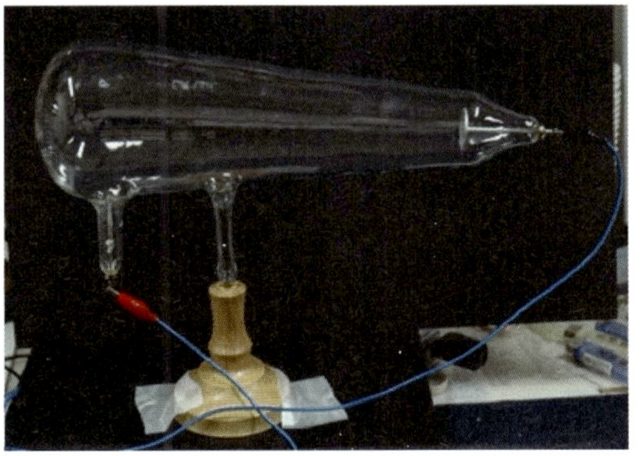

[그림 4-1] 엑스선 발생원리

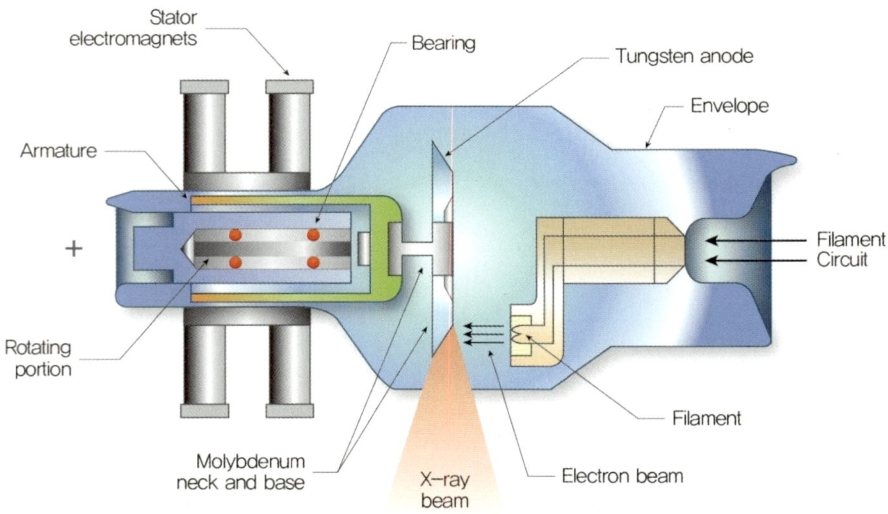

[그림 4-2] X선 발생의 원리

3. X선 발생 필요조건

- 열전자의 공급

  : X선관 가열변압기에 의해 필라멘트 가열(가열전압 5~15 V, 가열전류 3~5 A)
- 고속의 운동에너지(관전압 kV)

  : X선관 양단(음극, 양극)에 고압변압기에서 발생된 고전압을 인가하여 열전자에 고속의 운동에너지 부여(40~150 kV)
- 고진공도 유지(10^{-7} mmHg)

  : 열전자의 원활한 이동과 속도유지(에너지 손실방지), 두 전극 사이의 절연체 역할
- 저지물체(74 W, 텅스텐)

  : 고속도의 열전자가 충돌되어 실제로 X선이 발생되는 양극 타깃(target)

4. X선관의 구조

- X선관 장치: X선관 + X선관 용기
- X선관 용기: X선관을 보호, 지지, 수용(알루미늄 합금, 내부 납판이 부착).
- X-ray 방선역할: 초점 외 X선, 유효선속외 X선 차폐
- 방전격역할: 외벽을 접지, 절연유로 고압을 절연하여 감전 방지 역할을 함

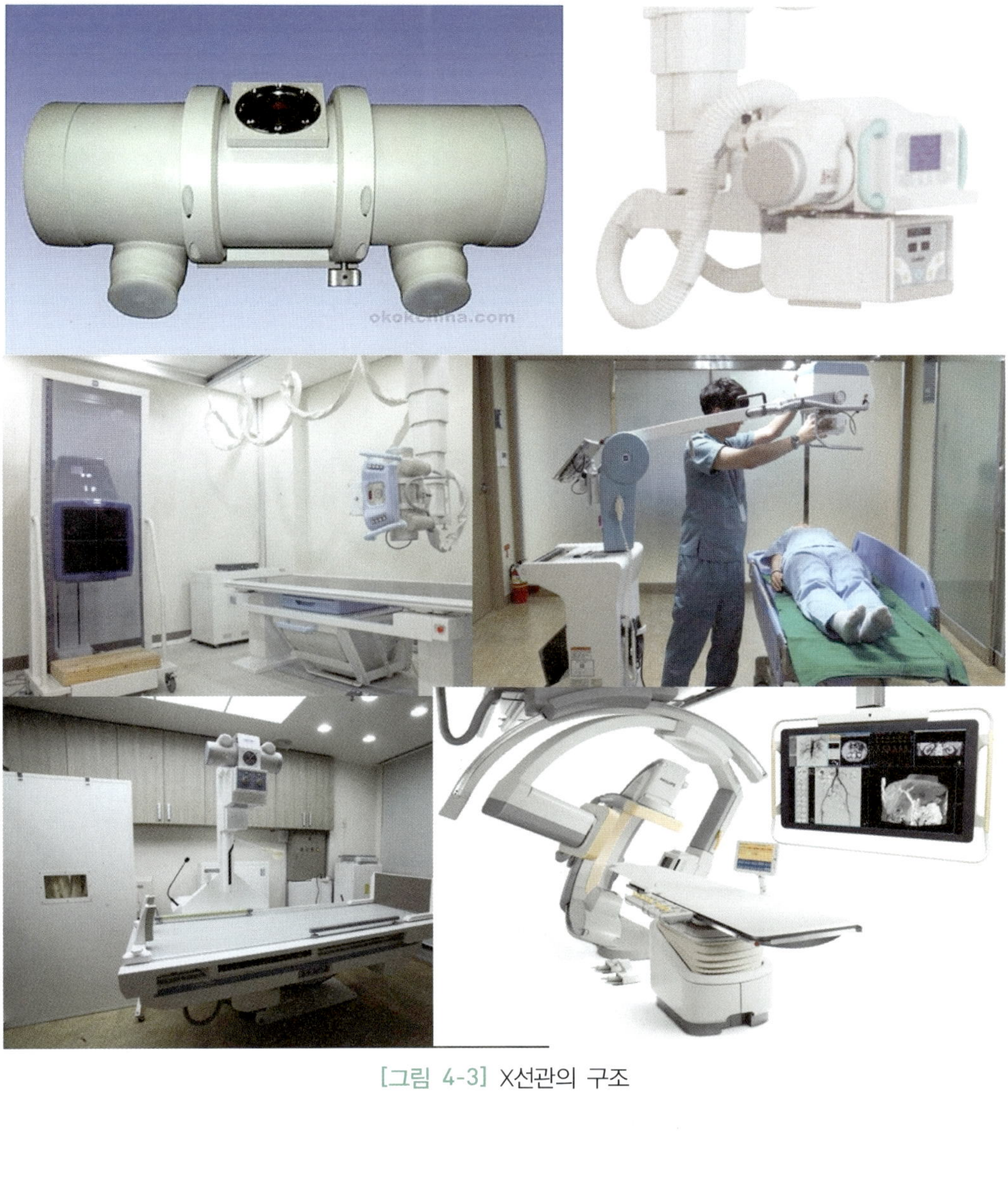

[그림 4-3] X선관의 구조

5. 유리관

- X선관의 내부를 고진공도로 유지하면서 음극과 양극 간에 부하된 고전압을 절연하는 역할
- 붕규산경질유리 사용: 고전압이 가해지고, 높은 열이 발생

1) 구비조건

- 가공이 용이하고 금속과 접합가능
- 전기 절연내력이 클 것
- 관 내부를 고진공도 유지
- X선 흡수가 비교적 적을 것
- 고온의 절연유 등에 화학적 내성이 좋을 것
- 기계적 강도가 클 것
- 열팽창계수가 작을 것

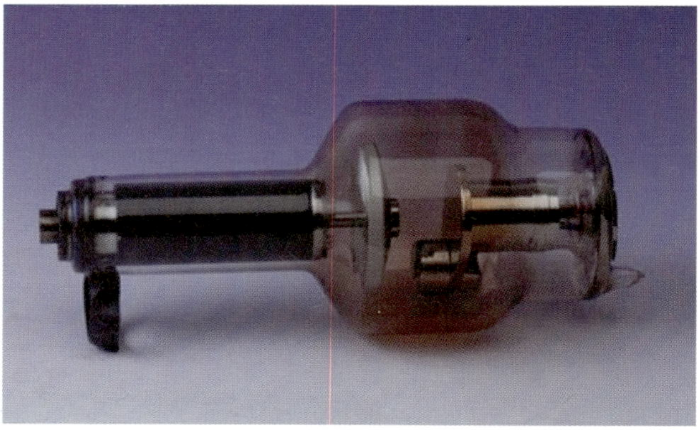

[그림 4-4] 유리관

6. 음극(Filaments)

1) 필라멘트

- 집속통의 홈 속에 부착
- 재질: 0.1 - 0.3 mmø의 텅스텐(W)
- X선 선량조절: 필라멘트 가열전류 가감에 의해 열전자를 발생시킴
- 보통 1개, 회전 양극X선관: double focus

2) Focusing Cap(집속통, 집속전극)

- 열전자의 확산방지, 전자의 집속 초점 형성
- 재질: 철, 니켈, 몰리브덴

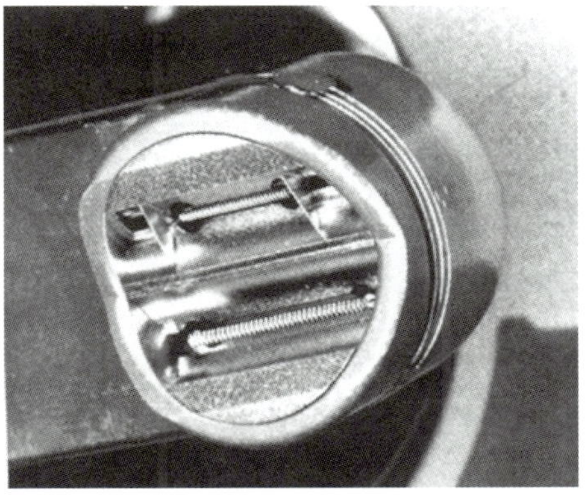

[그림 4-5] 음극(Filaments)

7. 고정양극

- 고정 양극형은 구리 속에 매설되어 있고 회전 양극형은 전체가 텅스텐으로 구성
- 양극은 엑스선속을 일정한 방향으로 방사시키기 위해 초점면이 경사짐(target angle, 5~20°)
- 현재 고정양극은 이동형의 소형장치나 치과용 장치 등 사용

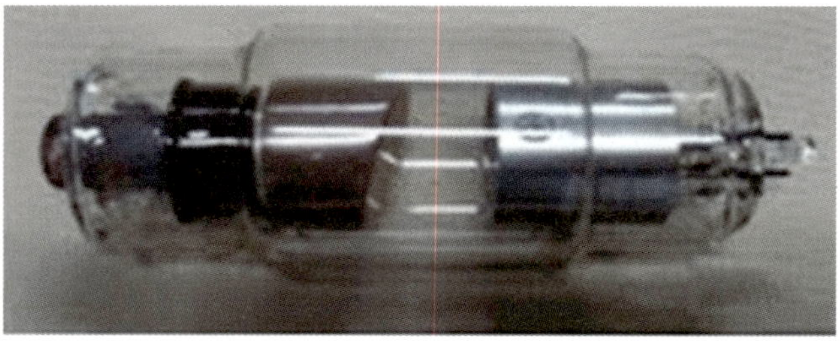

[그림 4-6] 고정양극

8. 회전양극

- 양극(anode)에는 열전자가 충돌하는 target이 있는데 X선 발생효율을 높이기 위해 원자번호가 크고 용융점이 높으며 열전도가 좋은 tungsten을 많이 사용하고 양극을 회전시킴으로써 과열에 의한 손상을 감소

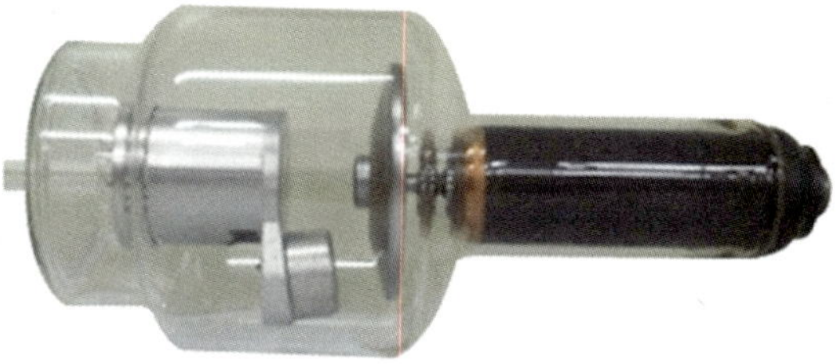

Insert Tube

[그림 4-7] 회전양극

9. Target의 구비조건(74W)

- 원자번호 높을 것(핵 주위의 전자가 많아야 엑스선 발생효율이 증가)
- 용융점이 높을 것(3400도)
- 증기압이 낮을 것(충돌면이 쉽게 파괴X, 변형X)
- 밀도가 높을 것
- 전기 전도도가 좋을 것
- 열전도도가 좋을 것(냉각)

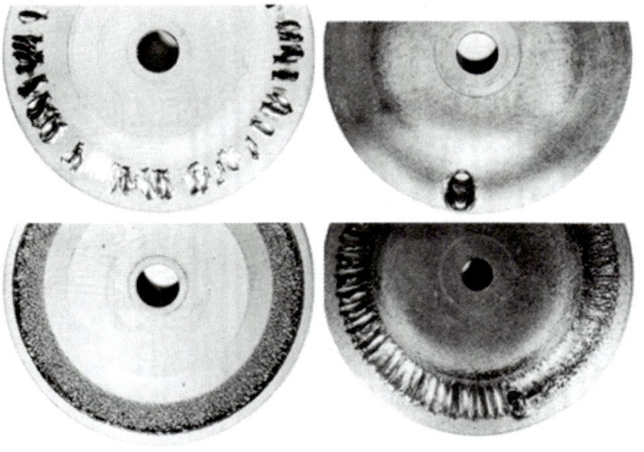

[그림 4-8] Target의 구비조건

10. 관전압(Kvp)

- 방출된 열전자에 고속의 운동에너지를 부여하기 위하여 X선관 양단에 부하되는 전압(40~150 kV)
- 고속의 운동에너지를 부여하기 위하여 부하되는 전압은 고압으로서 단위는 [kV]를 사용
- 관전압이 높으면 열전자의 이동속도가 증가되어 발생되는 X선의 최대 에너지가 높으며, 투과력이 증가
- X-Ray 사용 관전압 범위: 20[kV]~150[kV]

11. 관전류(mA)

- X선이 발생될 때 양단에 흐르는 전류, 양극에서 음극으로 언제나 한 방향으로 흐름
- 관전류가 높아지면 음극에 발생하는 열전자의 수가 많아지므로 X선의 양이 증가
- 관전류는 작기 때문에 [mA]단위를 사용
- X-Ray 사용 관전류 범위: 투시 시 1[mA]~4[mA], 촬영 시 50[mA]~1,000[mA]

12. 관전압(Kvp) 차이

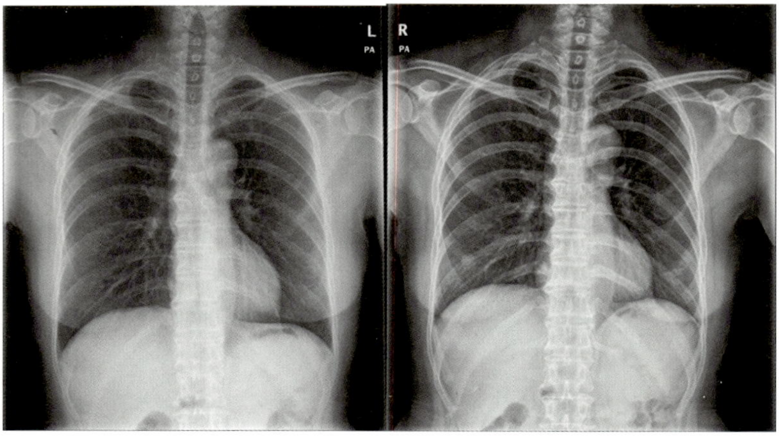

[그림 4-9] 관전압 차이

13. 관전류(mA) 차이

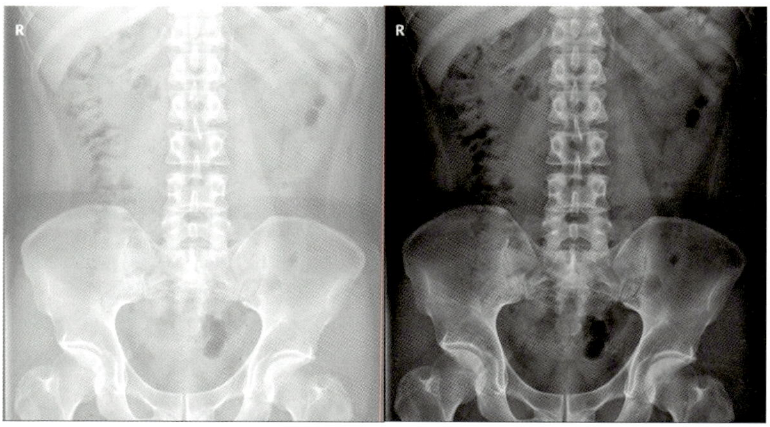

[그림 4-10] 관전류 차이

14. X선 특성

- 고속의 전자가 target 물질의 궤도전자(주로 K각의 궤도전자)를 방출
- 빈자리에 외측의 궤도전자가 천이(채워짐)되면서 전후의 에너지 차가 특성 X선으로 발생

• 내각의 전자는 원자핵과 강하게 끌어당기고 있음 → 떼어놓기 위해서는 K각의 결합 에너지 이상의 에너지가 필요
• 물질의 원자번호에 따라 다름　예) 텅스텐 12 kV, 69.5 kV에서 발생
• Moseley 법칙: 특성X선 에너지는 물질의 원자번호와 함께 증가

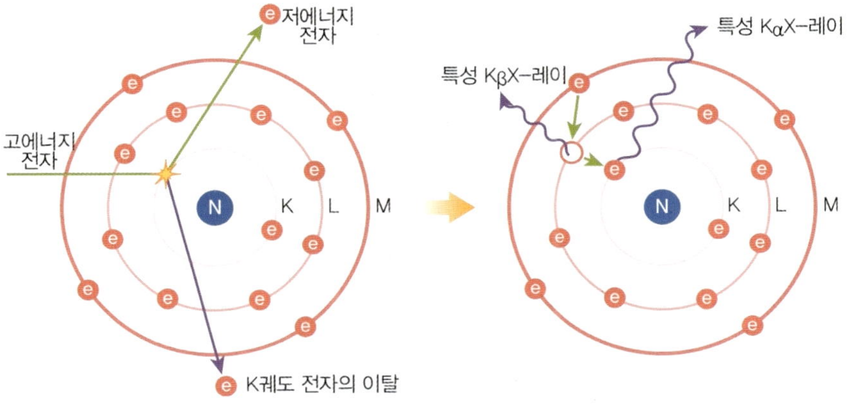

[그림 4-11] 특성 X선

15. 제동방사선(연속 X선)

• 고속전자가 타겟 물질의 원자 핵 근처를 지나 갈 때 고속전자의 음전하와 핵의 양전하 사이의 강한 인력(쿨롱력) 때문에 전자는 속도가 줄어들면서 방향이 변화하여 에너지가 상실되는데, 상실된 운동에너지가 X선으로 방출

▶ Duane hunt's 법칙

• 최단파장은 관전압(kV)에 반비례

$$\lambda_0 = \frac{12.42}{V(kV)} \times 10^{-10}(m) = \frac{12.42}{V(kV)}(A^0)$$

[그림 4-12] Duane hunt's 법칙

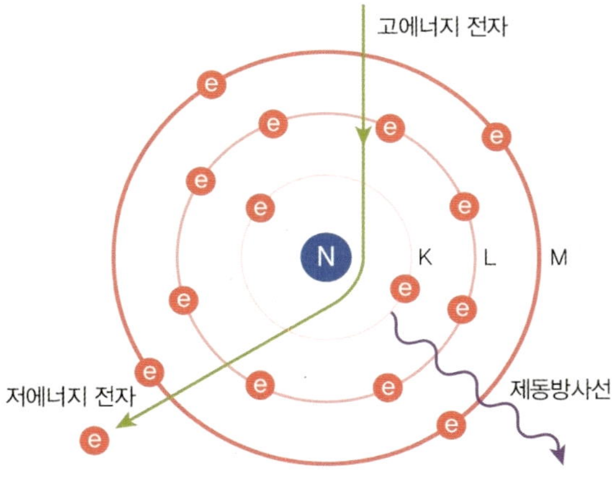

[그림 4-13] 제동방사선

16. X-선 스펙트럼

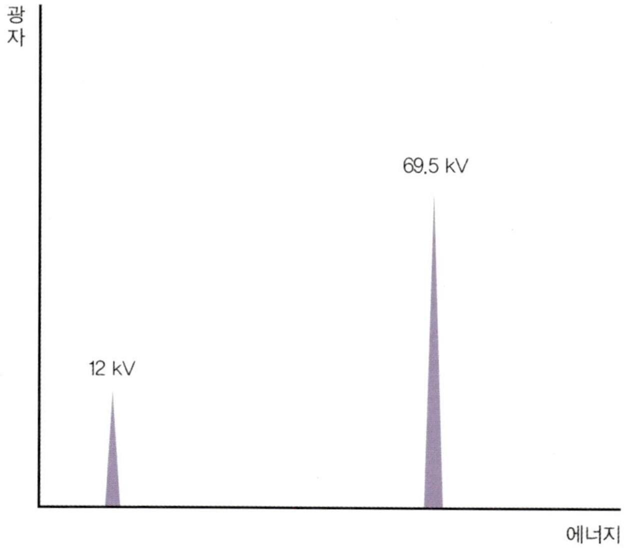

[그림 4-14] 특성 엑스선

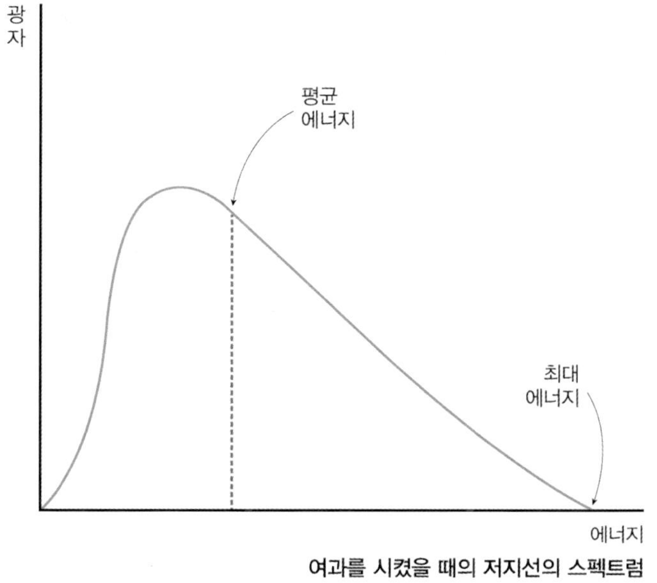

그림 [4-15] 연속 엑스선

- 전형적인 진단용 X선은 저지선, 특성선, 여과작용이 포함된 'Bell' 형태의 곡선
- 대부분의 엑스선은 양극 내에서의 제동 복사 상호작용에 의해 발생(연속엑스선)

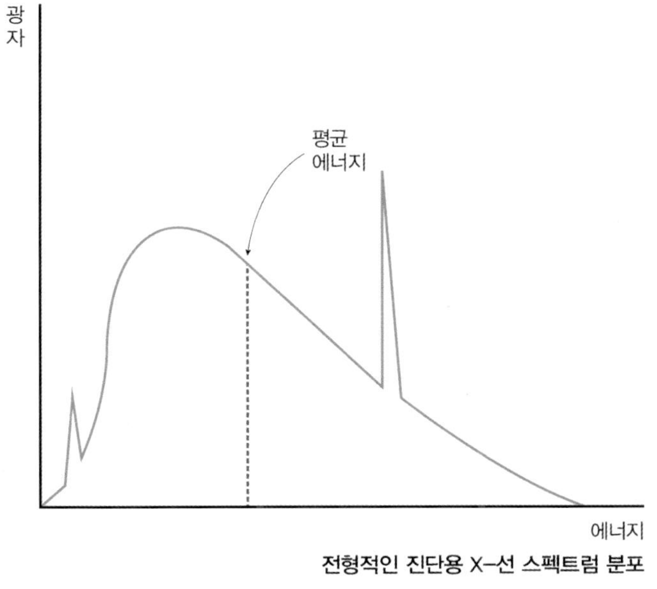

[그림 4-16] X–선 스펙트럼

17. 오제(Auger) 효과

- 여기 상태에 있는 원자는 불안정하여 특성X선을 방출하여 안정한 상태로 되지만 때로는 X선을 방출하지 않고 그 에너지를 궤도전자에 주어 궤도전자를 원자로부터 내쫓는데 소모하는 경우

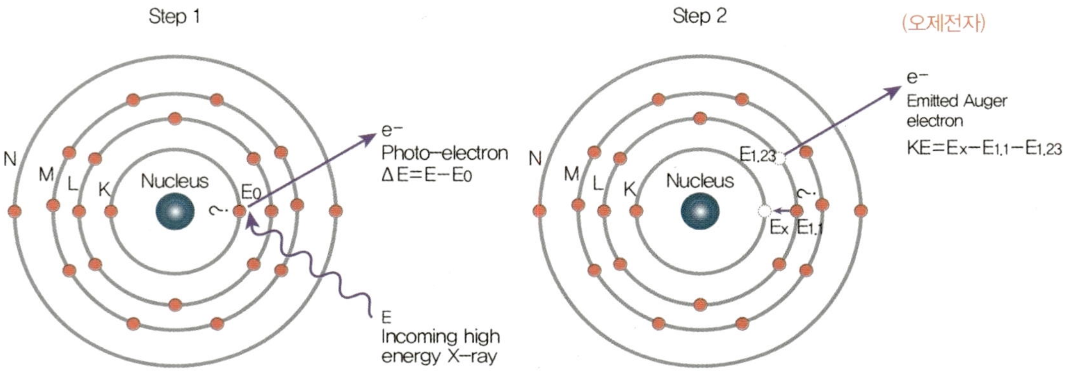

[그림 4-17] 오제 효과

제5장 X선 특징

1. 감약

- X선은 인체를 통과할 때 투과, 흡수, 감약, 산란하는 성질
- 인체구성물질의 두께, 밀도, 원자번호, 그리고 X선 에너지에 따라 감약에 영향
- 점선원인 경우 거리의 2승에 반비례되어 약해짐(거리 역자승 법칙)

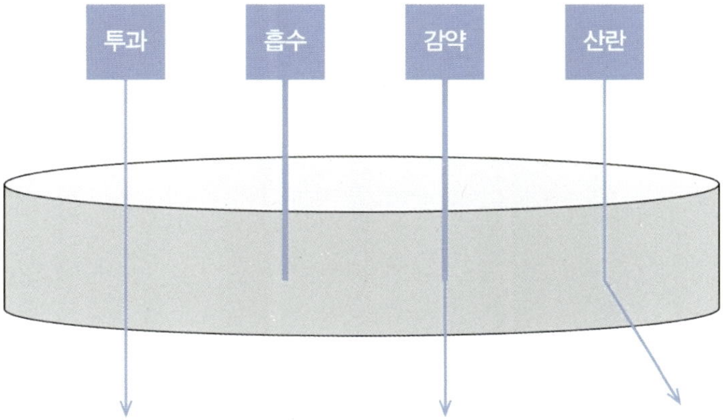

[그림 5-1] X선의 감약

2. X선과 물질과의 상호작용

- 톰슨효과(고전산란)
- 광전효과 – X선 영상에서 영상을 형성하는 가장 주요 효과
- 컴프턴 효과(컴프턴 산란) – X선의 입자성을 설명하는 작용(광자)
- 전자쌍 생성 – 1.02 MeV 이상의 에너지에서 발생
- 광핵반응 – 8 MeV 이상의 에너지에서 발생

3. 톰슨 효과(고전 산란)

- X선의 에너지가 전자의 결합에너지 보다 작을 경우
- 입사광자가 전자와 작용하여 광자(X선)의 방향만 바뀌는 현상(전 후의 파장변화 없음)
- 원자의 전리가 일어나지 않음

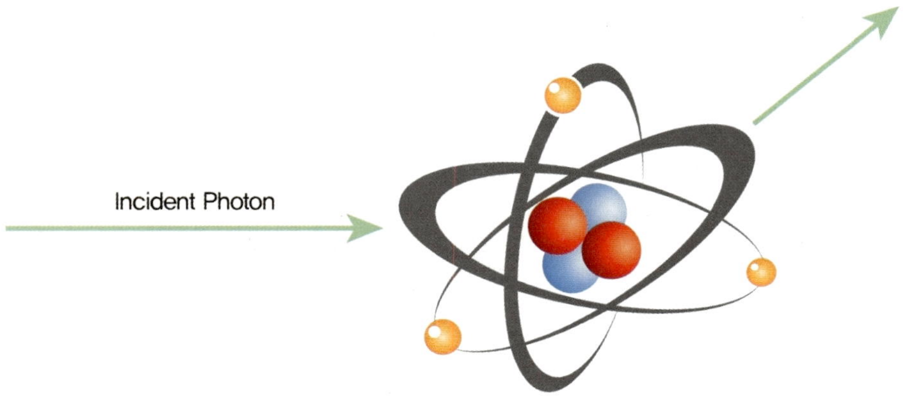

[그림 5-2] 톰슨 효과

4. 광전효과

광자가 원자의 최내각전자에 모든 에너지를 주어 원자를 전리시키고 소멸되는 현상

- 에너지가 낮고, 원자번호가 높을 때 발생
- X선 영상의 대조도를 형성하는데 결정적인 요인
- 컴프턴산란과 함께 빛의 입자성을 증명하는 작용(빛의 이중성; 아인슈타인)
- 입사광자의 에너지가 피사체에 모두 흡수되어 피폭선량이 증가

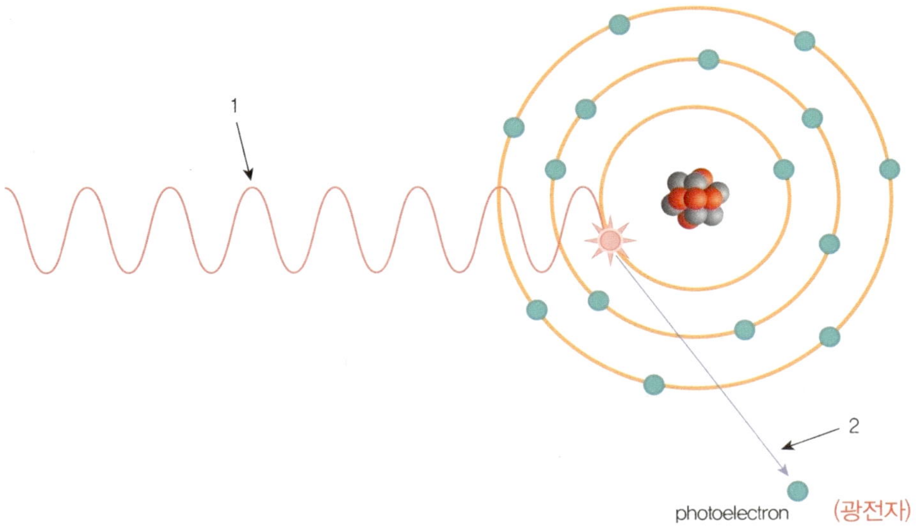

[그림 5-3] 광전 효과

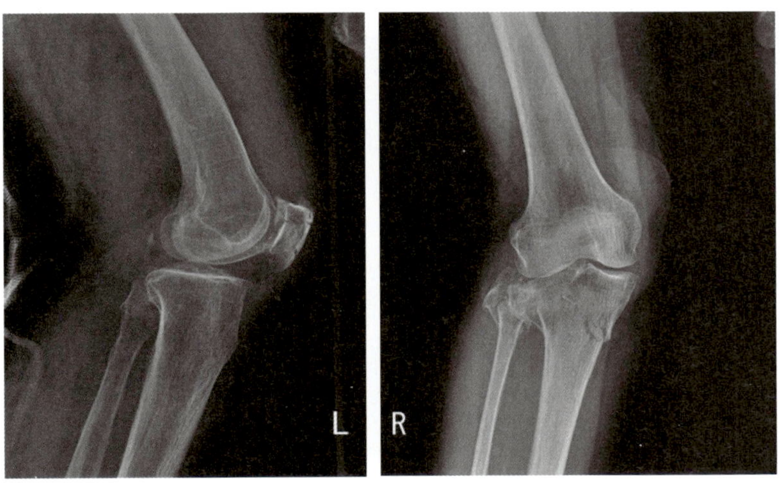

[그림 5-4] 일반촬영 사진

5. 컴프턴 산란

- 광자가 원자의 최외각 전자와 충돌하여 에너지의 일부를 주어 방출시키고 자신도 에너지가 낮아져 산란되는 효과(에너지 보전 법칙 성립)
- 산란된 전자 = 반도전자
- 거의 모든 에너지를 반도전자의 운동에너지로 주었을 때 입사광자는 180도 후방산란
- 원자번호의 변화에 관계없이 거의 일정하며 밀도가 증가하면 증가

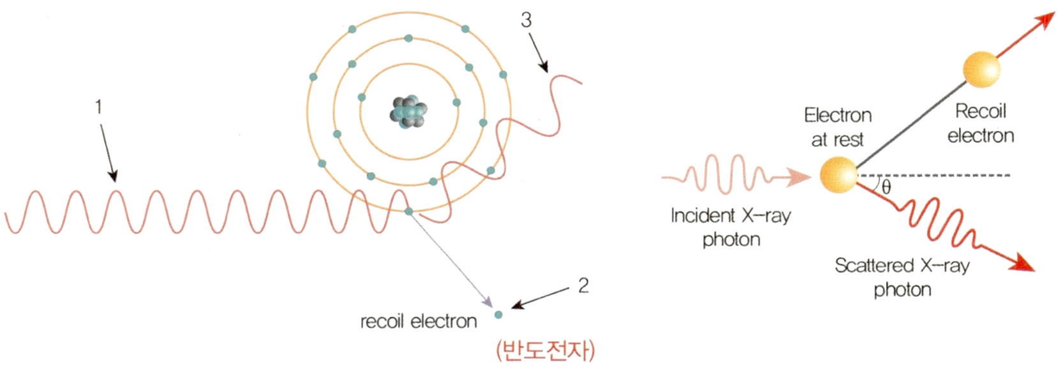

[그림 5-5] 컴프턴 산란

6. 전자쌍 생성

- 1.02 MeV 이상의 에너지를 갖는 X선이 원자핵 근처를 지나가면서 쿨롱장에 의해 소멸되고 이때 전자쌍이 생성되어 산란하는 현상(전자 1개의 정지 질량 = 0.511 MeV)
- 생성되는 전자는 음전자와 양전자이며 1.02 MeV를 넘는 에너지는 전자의 운동에너지로 분배
- 1.02 MeV는 전자 2개의 정지 질량이며, 전자쌍 생성을 일으키는데 필요한 역치에너지
- E = mc^2 아인슈타인의 질량 에너지 동등성이 성립

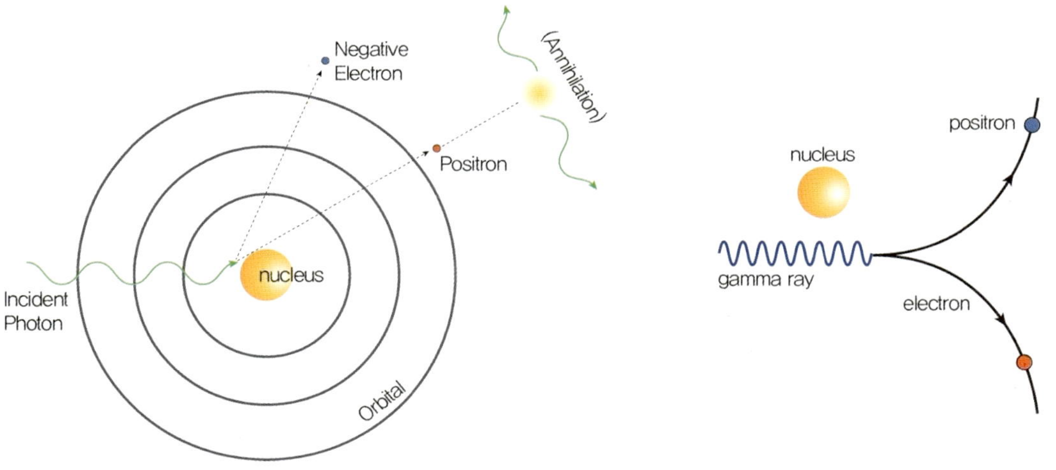

[그림 5-6] 전자쌍 생성

7. 광핵반응

- X선의 에너지가 핵자의 비결합에너지인 8 MeV를 넘어서면 핵에 바로 흡수
- 에너지를 부여 받은 핵은 들뜨게(여기) 되고 중성자, 양성자, 중간자 등을 방출하며 핵붕괴

8. 방사선 사진의 형성 요소

- 촬영거리
- 관전압
- 관전류
- 시간
- 피사체에서의 요소
- 격자
- Heel effect

1) 촬영거리

- 초점에서 발생한 X선은 거리가 멀어질수록 감약
- 거리의 제곱에 반비례하여 감소한다(거리역자승의 법칙).
- 거리가 2배, 3배 증가됨에 따라 강도는 1/4, 1/9로 감약

$$\text{Intensity} \propto \frac{1}{\text{distance}^2}$$

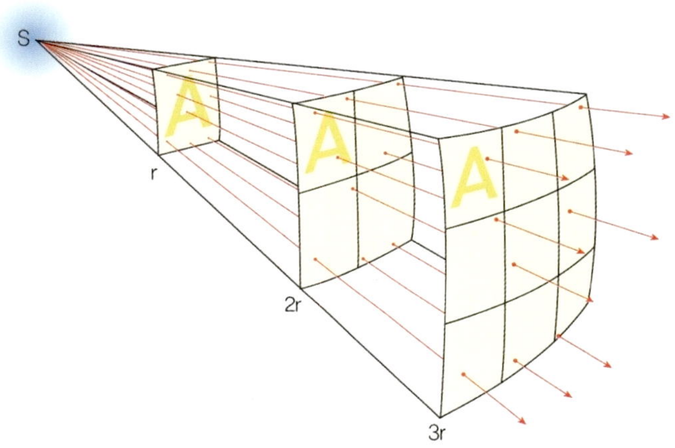

[그림 5-7] 촬영거리

2) 관전압(kV)

- X선관의 양극에 가해져서 X선속의 강도나 투과력, 선질을 결정
- 화질의 대조도에 밀접한 관계가 있으며 조직의 원자번호가 크고 밀도가 높은 뼈 등 투과력이 필요한 부위의 X선 강도를 결정
- 고관전압은 투과력이 강하고 산란선의 발생으로 인하여 대조도가 감소하고 선예도가 떨어지지만 서로 겹치는 장기나 조직 등에 대한 관찰이 가능한 관용도가 높은 영상을 얻을 수 있음
- kVp와 농도관계 15%－mAs를 반으로 줄이면서 같은 농도를 얻으려면 kVp는 15% 증가

3) 관전류(mA)와 조사시간(sec)

- 관전류는 X선의 양을 결정
- 관전류와 조사시간의 곱 = mAs
- mAs는 농도와 밀접한 관계가 있으므로 사진상의 농도를 가시적으로 변환시키기 위해서는 50% 이상 증가

9. 관전압과 관전류의 변화영상

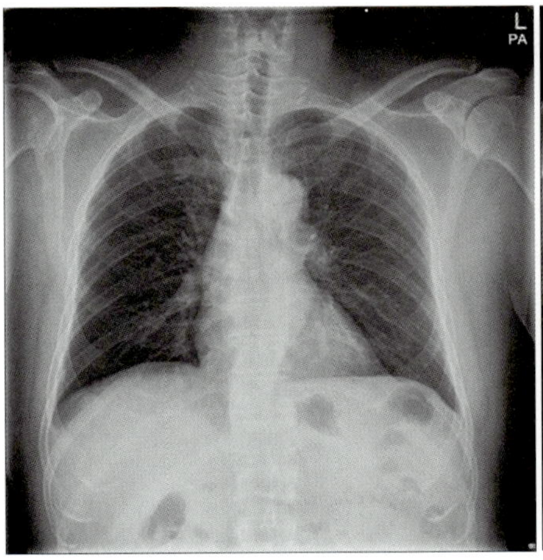

125 KvP, 4 mAs

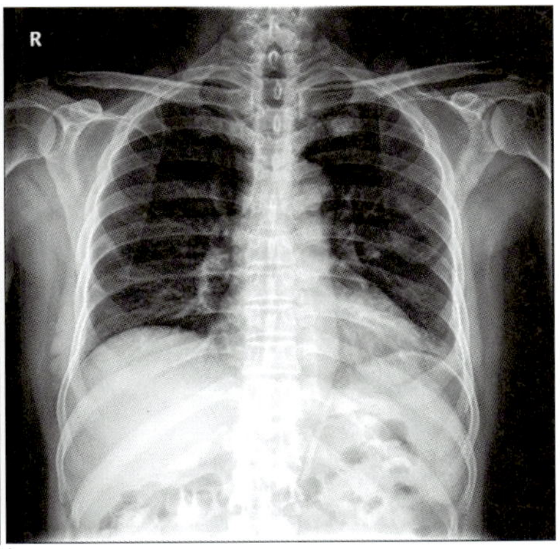

75 kVp, 50 mAs

[그림 5-8] 관전압과 관전류의 변화영상

10. 피사체에서의 요소

- 환자의 조직이나 장기의 이완된 질병 상황이나 정도에 따라 화질에 많은 요소를 좌우
- 환자의 체형이나 호흡, 환자의 진료기록 등을 참고로 환자 파악
- 폐기종 환자의 경우 노출 과다가 되는 경우가 있고 복수나 흉수가 있는 환자에서는 노출 부족인 경우 발생

11. 격자(Grid)

- X선은 인체 내에서 산란선이 생기며 산란선은 방향성이 없어 화질의 저하 원인
- 격자는 산란선에 의한 영상의 질 저하를 방지하기 위해 사용
- 격자는 납, 알루미늄, 텅스텐 같은 금속성의 박편을 일정 간격으로 평행 격자상에 나열하여 만든 일종의 판
- 움직이는 격자 장치 = Bucky 촬영대
- 중심 X선의 각도가 격자의 금속박과 일치되지 않았을 경우 1차 X선의 차단 발생 (cut off 현상)

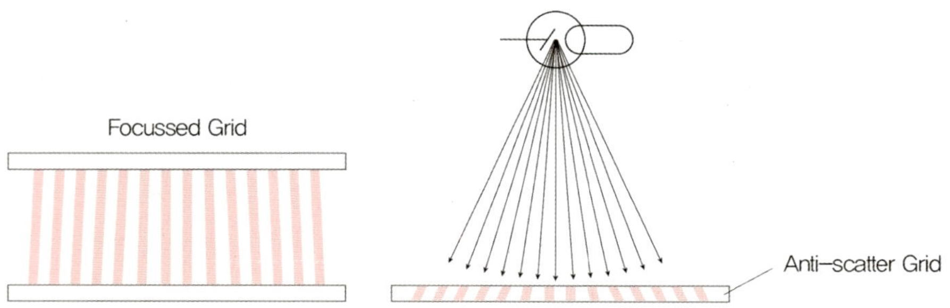

FOCUSED GRID, FIG. 1
The strips of the grid aligned with the of X-rays emanating from focal spot.

[그림 5-9] 격자

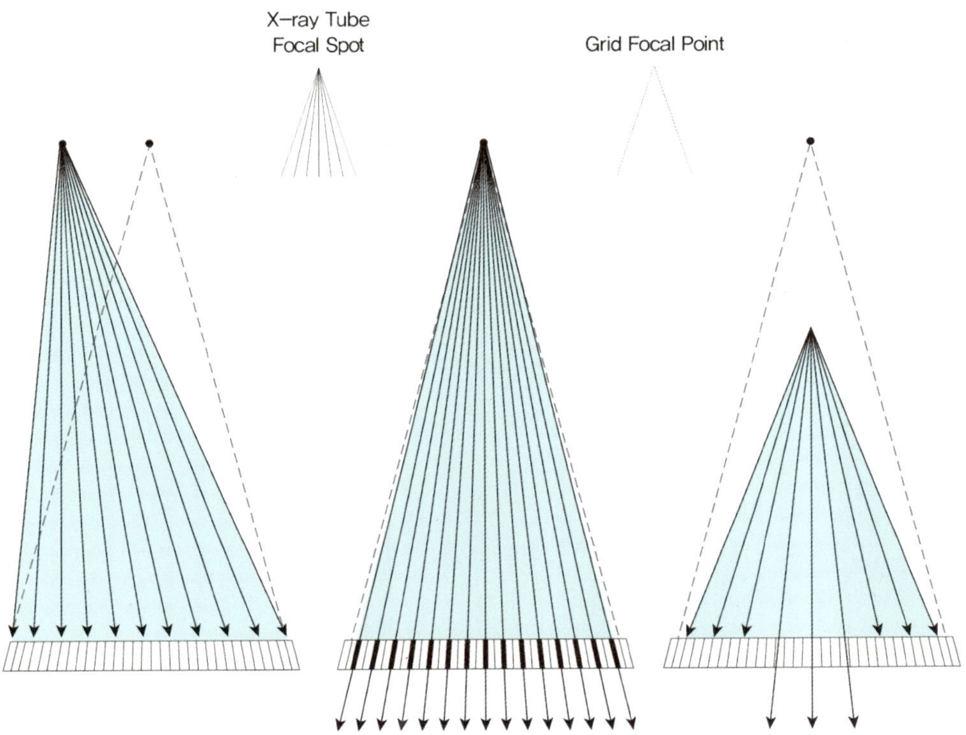

[그림 5-10] Cut off

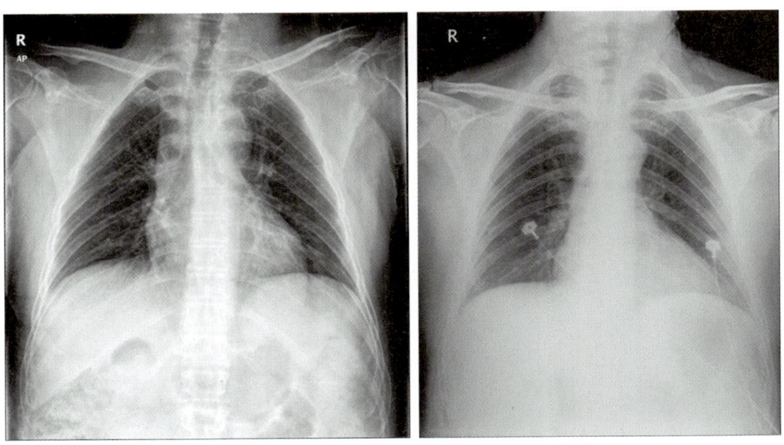

격자 사용　　　격자 사용하지 않음

[그림 5-11] 격자 사용의 비교

12. Heel effect

- X선관의 실초점에서 방사되는 X선의 강도는 각도에 따라 다소 다름
- 음극-양극 축과 직각방향에 대해서는 보통 중심선이 가장 강하고 양쪽으로 가면서 약간씩 약해짐(음극-양극 축과 평행한 방향에서는 양극 쪽이 급격하게 약해짐)
- Heel effect라 하며, target의 각도가 작을수록 FFD가 짧을수록 심함

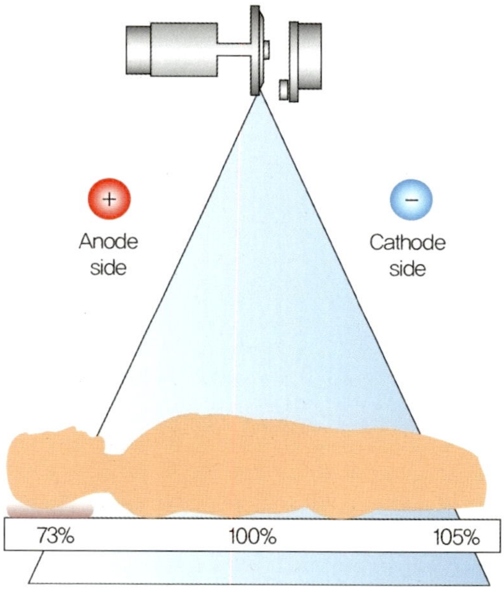

[그림 5-12] Heel effect

13. 영상의 기초 특성

- 대조도
- 선예도
- 관용도
- 해상력
- 입상성

1) 대조도

피사체의 구성에 따라 X선 흡수율이 달라져 생기는 명암 차이

- 조직의 실효원자번호, 밀도, 조직의 두께, X선 에너지 등 작용

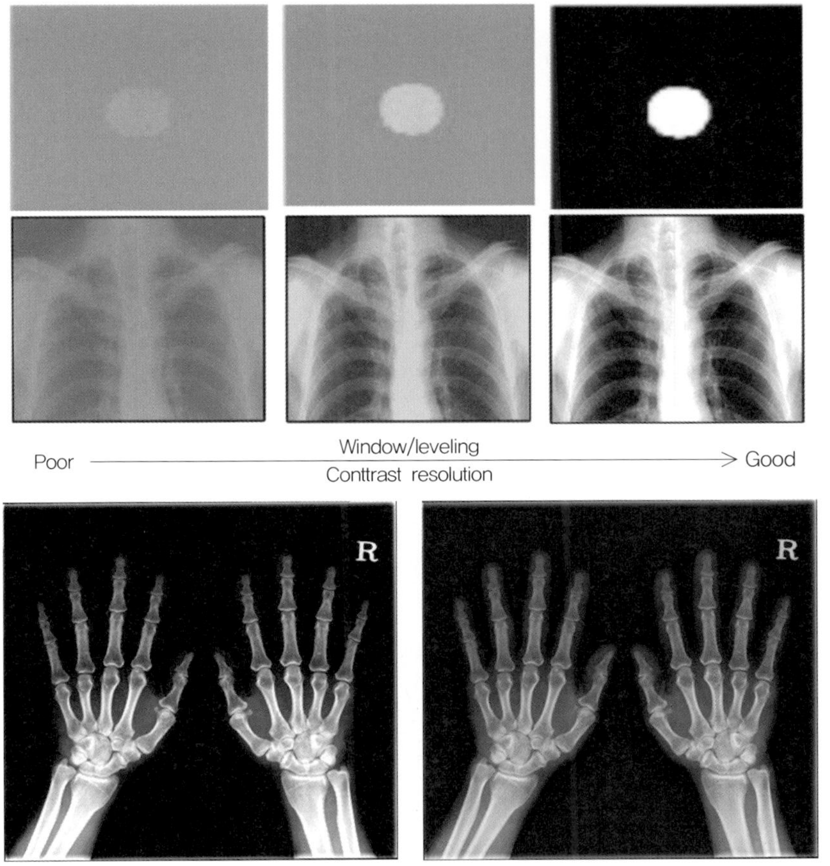

[그림 5-13] 대조도

2) 선예도

영상의 테두리(edge)나 가장자리(margin)를 선명하게 나타내어 두 조직 간의 경계가 뚜렷하게 구분되는 정도를 나타내는 능력

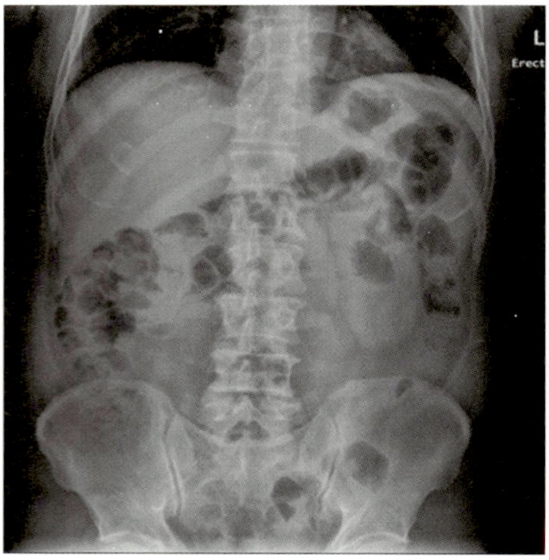

좋음

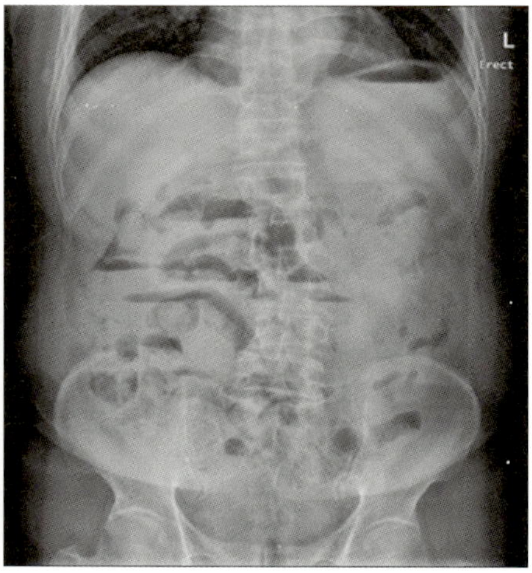

나쁨

[그림 5-14] 선예도

14. 선예도에 영향을 주는 요인

- 기하학적불선예도(확대, 왜곡, 반음영)
- 운동에 의한 불선예도
- 흡수에 의한 불선예도
- 증감지에 의한 불선예도

▶ 기하학적 불선예도(확대)

- 초점과 필름 간의 거리가 가까울 때 발생
- 초점과 필름의 거리가 일정한 경우 피사체가 필름과 떨어지면 발생

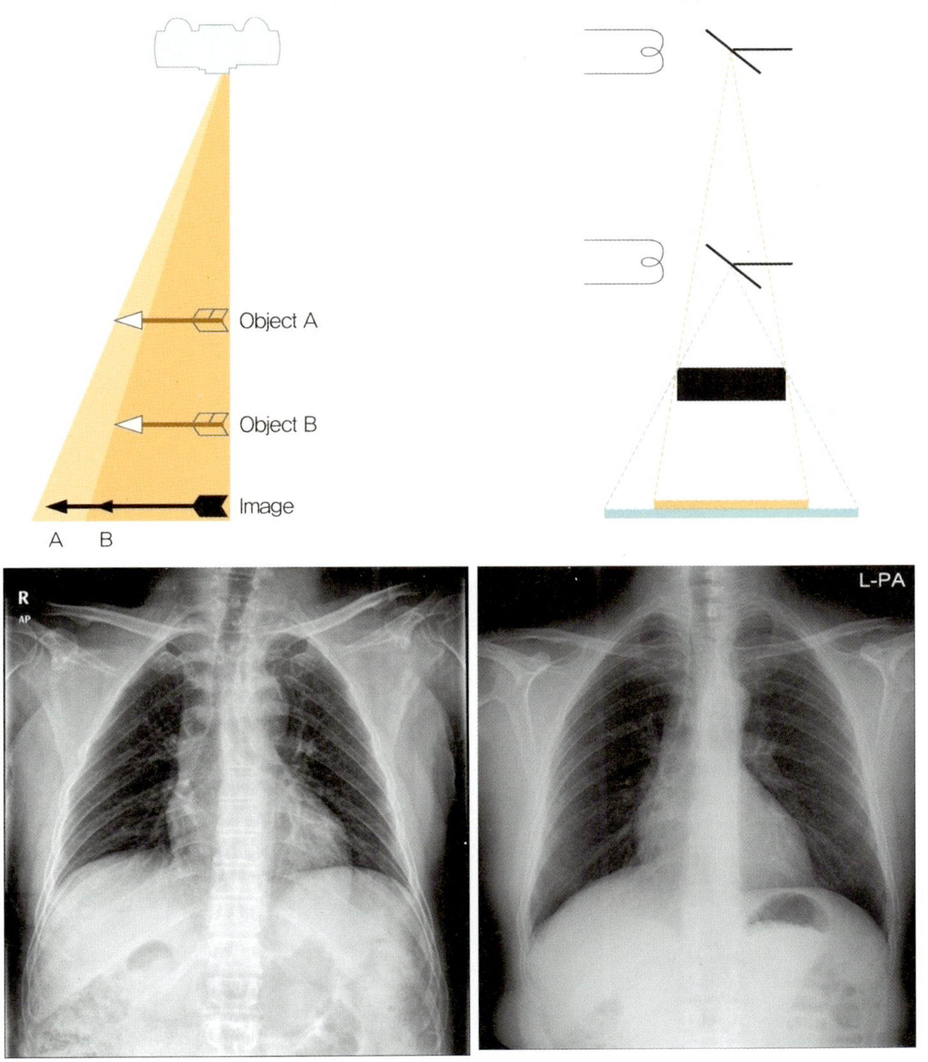

[그림 5-15] 기하학적 불선예도(확대)

▶ 기하학적 불선예도(왜곡)

- 인체는 여러 가지 입체적인 형태를 하고 있으며 위치가 다르기 때문에 실제와 다르게 왜곡
- 중심선 속의 측면에 위치한 피사체의 왜곡

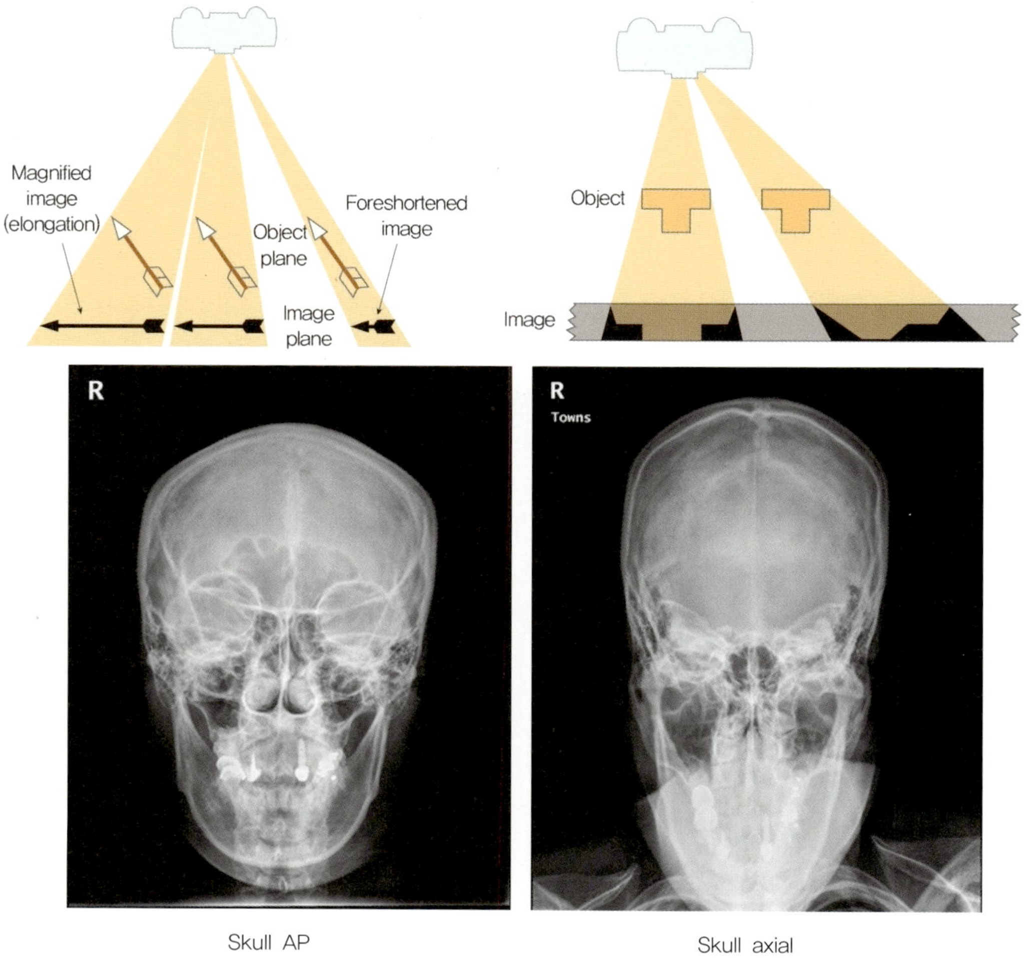

[그림 5-16] 기하학적 불선예도(왜곡)

▸ 기하학적 불선예도(반음영)

- 초점은 점선원이 아니기 때문에 발생
- 대초점일 경우 Penumbra(반음영)이 커져 결국 선예도가 떨어짐

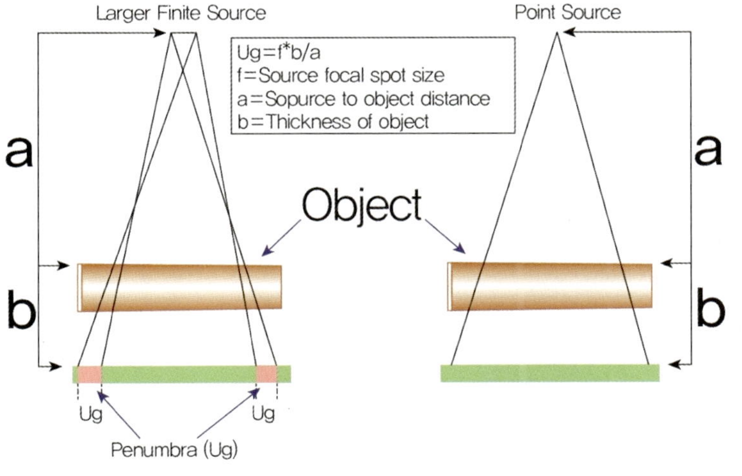

[그림 5-17] 기하학적 불선예도(illustration of Geometric Unsharpness)

▶ 운동에 의한 불선예도

- 인체는 팔이나 다리처럼 자신의 의지대로 움직이지 않고 정지시킬 수 있는 부위도 있지만 인체 장기 중 특히 심장인 경우에는 임의 정지 불가
- 자신의 의지대로 정지해 주지 않는 장기들의 촬영에서 발생하는 운동에 의한 불선예도는 X선 노출시간과 비례 관계
- 노출 시간을 줄임으로써 선예도를 향상

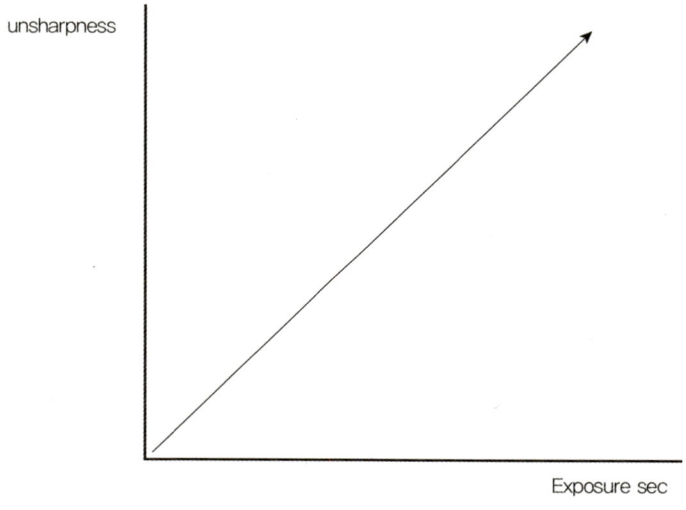

[그림 5-18] 운동에 의한 불선예도

▶ **흡수에 의한 불선예도**

- 피사체의 테두리나 자장자리에서 흡수
- 피사체의 X선 흡수차에 따라 선예도에 차이가 있어서 피사체의 여러 형태에 따라 흡수에 의한 불선예도가 결정
- X선속의 입사각과 일치하는 피사체가 가장 작은 불선예도를 보임으로써 선예도가 향상

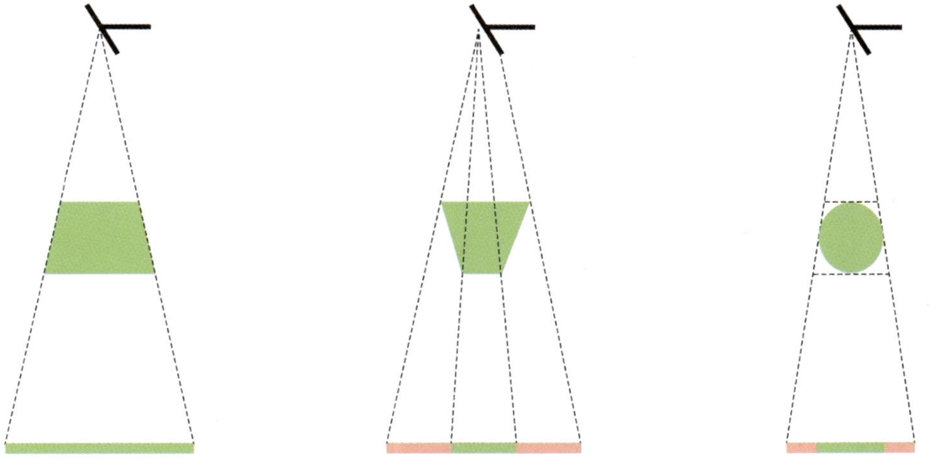

[그림 5-19] 흡수에 의한 불선예도

▶ **증감지에 의한 불선예도**

- 고감도의 증감지인 경우 두께가 두꺼워지기 때문에 불선예도가 증가

1) 증감지의 기능

- 조사조건의 감소로 인체의 피폭을 경감(없을 때 110배의 조사조건이 필요)
- 단시간 촬영이 가능하여 움직임에 의한 불선예도 감소
- x선장치의 수명연장

2) 선예도를 향상시키기 위한 조건

- 형광체의 두께 감소
- 형광물질의 입자의 크기 축소
- 형광체의 빛 흡수성 염료 사용
- 증감지의 보호막을 얇게 하여 보호막에 의한 굴절 방지

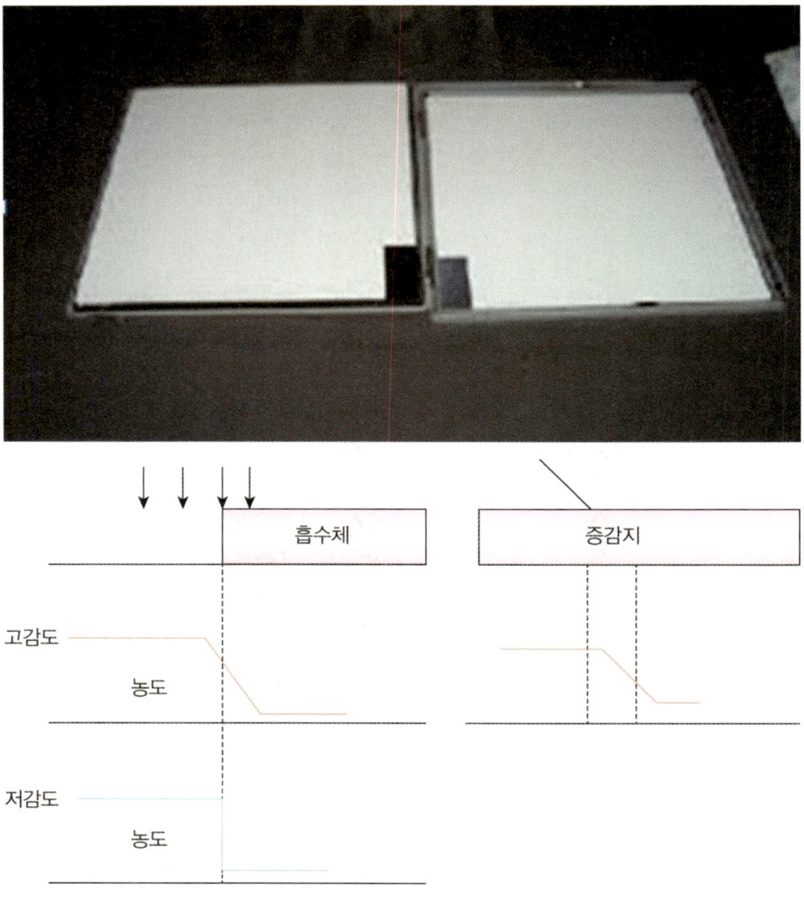

[그림 5-20] 증감지에 의한 불선예도

15. 관용도

영상에서 진단적으로 유용한 범위의 사진 농도에 반응하는 노출의 범위로 특성곡선에서 직선부의 경사기울기

- 관용도와 대조도 반비례

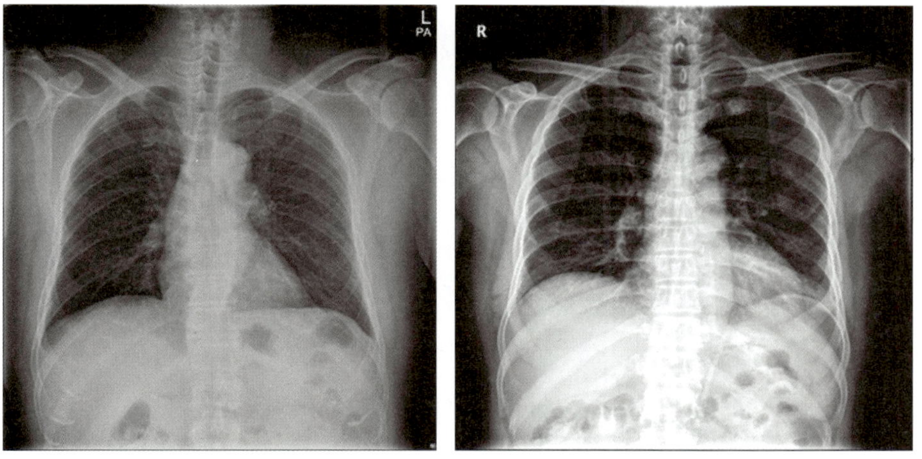

[그림 5-21] 관용도

16. 해상력

: 영상에서 밀집되어 있는 구조물들을 실제로 분리하여 식별할 수 있는 능력

- 두 점 사이 또는 등간격의 흑백의 선에서 분별할 수 있는 최소간격을 길이로 나타낸 값
- 단위는 lp/mm, '1 mm에 몇 개의 선으로 표현되지 평가

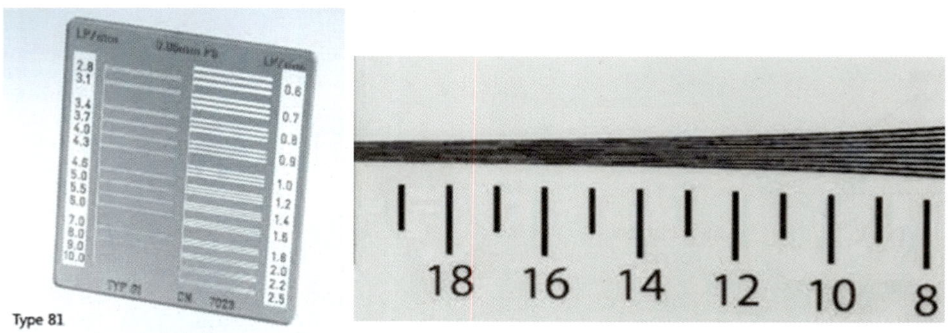

[그림 5-22] 해상도

17. 입상성

: 영상을 시각적으로 관찰할 때 저농도부가 거칠하게 보이는 정도

- 심리적 입상성 – 육안으로 관찰할 때의 입자가 거칠게 보이거나 오돌토돌하게 보이는 정도
- 물리적 입상성 – 농도계를 측정하여 그 미세한 농도를 물리적 기계적인 수단으로 입상성을 측정하는 것을 말하는데 입상도라고 표현
- 입상성에 영향을 주는 인자로는 X선의 양자반점, 필름의 반점, 필름의 대조도, 증감지의 입상성, 필름의 감도, 증감지의 감도

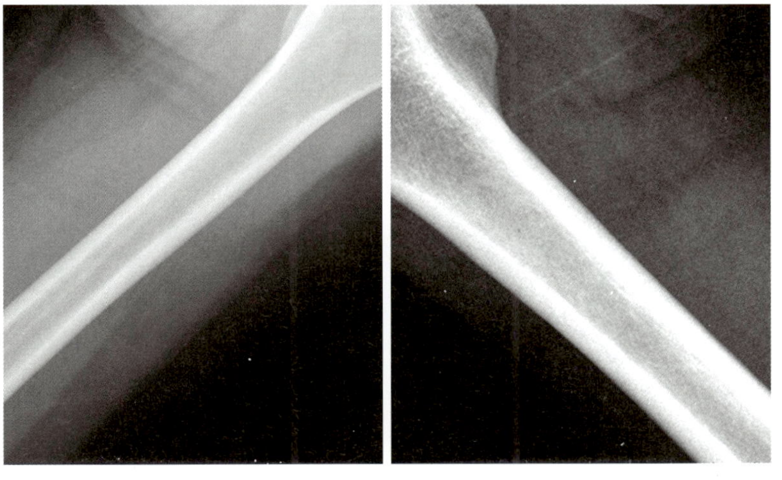

[그림 5-23] 입상성

제6장 방사선촬영(Radiography) 장비

- AR(Anlog Radiography) - Film screens
- CR(Computed Radiography) - Image plate
- DR(Digital Radiography) - Digital X-ray detector

X-ray의 성질

- X-ray는 물질을 투과하는 관통력을 가지고 있음
- 물체의 성질에 따라서 X-ray 투과율이 달라짐
- X-ray는 환자의 신체를 통과하면서 감약이 일어나, 환자의 신체두께나 해당기관에 따라 상이한 강도의 X-ray 형태의 농도를 가지게 됨

▸ 감약(attenuation)

- 흡수나 산란되어 X-선 강도가 낮아지는 것(광전효과, 컴프톤산란)
- X선 강도 = X선 광자수(quantity) X X선 광자 에너지(quality)

▸ 영향인자

- 사용된 X-선 광자 에너지
- 조직의 밀도
- 조직의 원자번호
- 물질의 두께

1. Analog Radiography(AR) - Film screen

- Computed radiography와 Digital radiography이 사용되기 전에 사용되던 촬영 방식

  필름 현상과정이 따로 필요한 방식

1) 가시광선의 파장영역

- 가시광선: 사람의 눈으로 보이는 전자기파의 영역(380~780 nm)
- 380~500 nm - 청자색, 500~600 nm - 녹색, 600~780 nm - 적색
- X선 필름은 적색, 등색의 장파장의 가시광선에는 감광되는 않는다(암실 등이 적색인 이유).

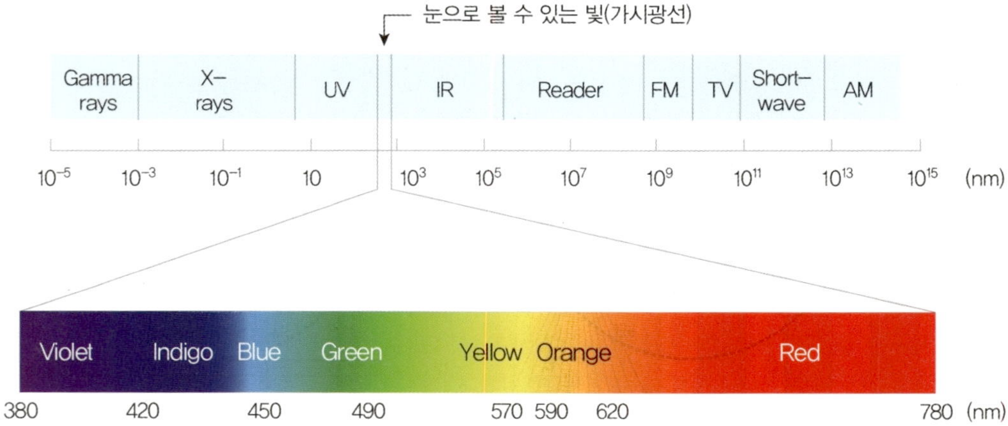

[그림 6-1] 가시광선

2) 광화학

: 어떤 물질 중에는 빛에 노광되면 화학변화가 일어나서 변색되는 것이 있다. 이러한 화학변화의 과정을 연구하는 것을 광화학이라고 한다.

(1) 그로투스-드레이퍼(Grotthus-Drapper)의 법칙(광화학 제1법칙)

- 반응계(감광유제)에 흡수된 빛 또는 에너지만이 광화학 반응을 일으킬 수 있는 법칙

(2) 반트 호프(Vant Hoff)의 법칙 - 1법칙을 보충설명

- 광화학 반응은 흡수된 빛이나 에너지양에 비례

(3) 아인슈타인의 광화학당량 법칙(광화학 제2법칙)

- 광화학 반응에서, 하나의 광자는 한 분자에만 반응한다는 법칙

3) 필름(Film)

- 불가시 X–선의 감약과 흡수에 따른 정보를 잠상으로 저장하는 곳이며, 현상 후 영구적인 image가 기록되는 수용체
- X선 필름의 종류는 유제도포방식에 따라 편면 유제 방식과, 양면 유제방식으로 구분하며, 분광감도를 기준으로 청색감성 필름(Regular film)과 녹색감성 필름(orthochromatic film)으로 구분
- 필름의 선택은 촬영목적과 감도, 대조도, 관용도, 해상력을 고려하여 선택한다.

▶ 양면유제 필름

① 장점

- 유제의 양이 2배이기 때문에 필름의 감도와 대조도가 높음
- 소초점의 사용이 가능하여 기하학적 불선예도를 줄일 수 있음
- 환자의 피폭이 줄어들고 술자의 피폭도 줄어들게 됨
- 촬영시간을 짧게 하여 검사시간을 단축하고 운동 불선예도를 줄일 수 있음

② 단점

- 지지체를 사이에 두고 양면에 영상이 기록되므로 정면 관찰이 아닌 경우 지지체 두께만큼 공간적 유격이 생겨 영상의 경계가 흐려짐(시차효과)
- 앞쪽의 증감지에서 발생한 빛이 1유제층과 지지체에서 모두 흡수되지 않고 2유제층까지 노광시키며, 뒤쪽의 증감지에서 발생한 빛이 2유제층과 지지체에서 모두 흡수되지 않고 1유제층까지 노광시켜 선예도를 저하시킴(교차효과)

▶ 단면유제필름

- 유제층이 필름의 한쪽 면에만 도포되어 있으며 복사용 필름(ex. 유방촬영용 필름)
- 아래쪽 보호층을 두텁게 하여 컬링을 방지하고 할레이션을 방지하기 위해 색소 첨가
  - 컬링현상: 용어 그대로 꼬임 현상
- 현상과정에서 고온 과정을 거치며 필름 팽창

• 밸런스가 맞지 않아 꼬임 현상

할레이션(Halation) 현상

• 공기가 있는 지지체의 경계면에서 반사된 빛이 다시 유제층을 감광시키는 현상
• 방지법으로 이도층을 착색하여 지지체 안으로 들어오는 빛을 흡수함

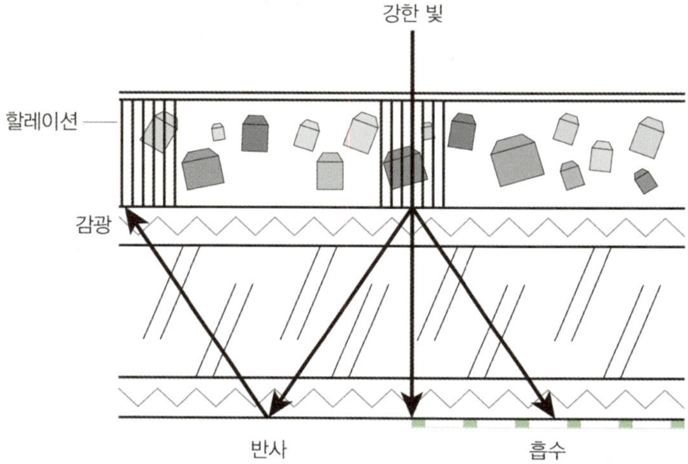

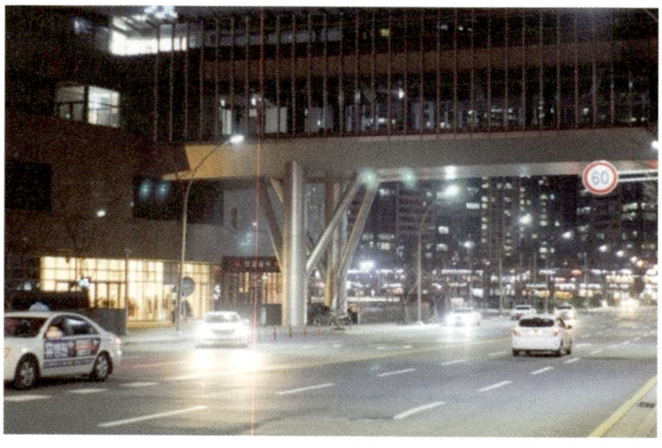

[그림 6-2] 할레이션 현상

이레디에이션(Irradiation)

- 노광 과다에 의하여 일어나는 빛의 번짐 현상
- 필름의 감광막에 강한 빛이 닿게 될 경우 빛이 감광막 내부에서 확산되어 그 주변까지 감광시키는 현상
- 단면, 양면 유제 모두 나타나는 현상
- 화상의 선명도와 해상도를 심하게 떨어뜨림

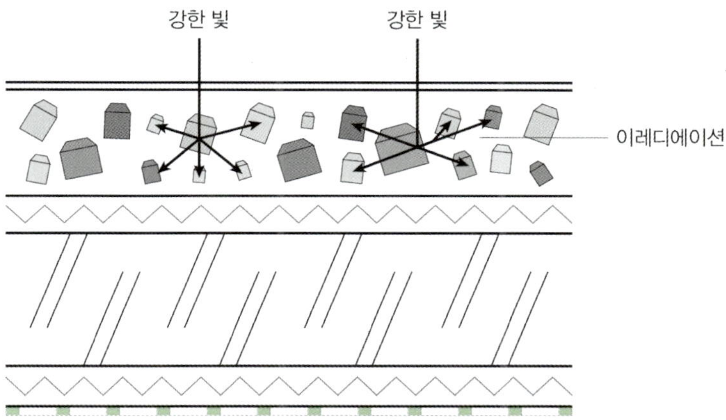

[그림 6-3] 이레디에이션

4) 감광재료의 구조

- 보호층: 젤라틴을 주체로 하는 얇은 층으로 유제 보호 역할
- 유제층: 감광물질인 할로겐화은(AgBr, AgCl, AgI)이 균등하게 도포
- 하도층: 유제층과 지지체와의 밀착을 견고하게 만듦
- 지지체: 합성수지(PET) 재질로 감광재료의 물리적인 강도와 취급성을 가진 층
- 이도층: 단면 유제필름의 장력에 의한 말림(Curl)을 방지, 착색하여 Halation 방지

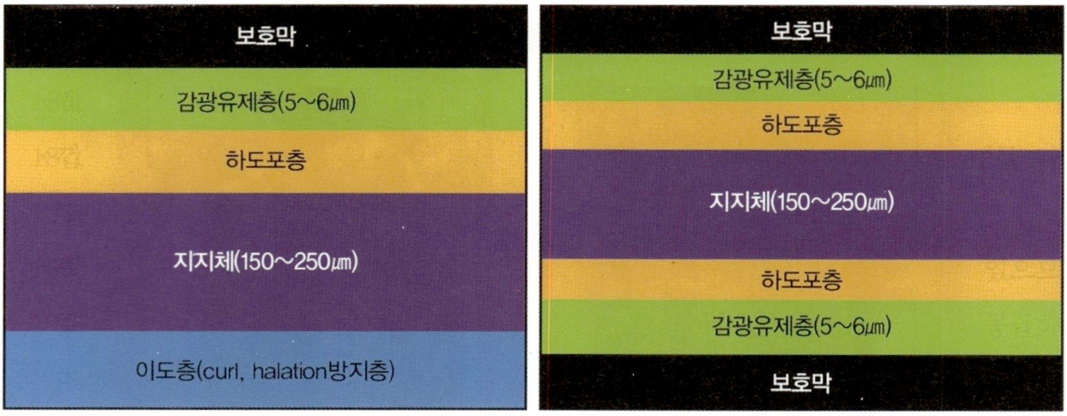

단면유제 양면유제

[그림 6-4] 감광재료의 구조

▶ 할로겐화 은

① 할로겐 원소 종류: 플루오르(F), 염소(Cl), 브롬(Br), 요오드(I), 아스타틴(At)

- 이들은 17족 원소로 모두 7개의 최외각 전자를 가짐

② 할로겐화 은: 은과 할로겐원소의 화합물 - AgX (X: 할로겐원소)

- AgBr, AgCl, AgI는 감광성을 나타내므로 감광재료로 사용
- AgF는 감광력은 있음, 영상의 기록이 오래 보전되지 않아 유제로 사용하지 못함

③ AgBr(브롬화은) - 유제 제조 시 많이 사용(90~99%)

- 최저감도 = 480 nm, 최대감도 = 430 nm

④ AgCl(염화은): 다른 재료보다 신속히 현상·정착됨, 저감도로 확대용

⑤ AgI(요오드화은): 감도가 낮아 단독 사용을 안하고 Br과 I를 혼합하여 사용

- Br과 I를 혼합 사용시 감도가 최대, 분광감도가 장파장 쪽으로 이동

⑥ 감광성: AgBrI > AgBr > AgCI > AgI

▶ 은염 감광재료

① 장점

- 감광도가 높음

- 감응하는 방사에너지가 넓음
- 화질, 정보용량이 우수함
- 보존기한이 김
- 종류가 풍부하고 응용범위가 넓음

② 단점

- 가격이 높음
- 습식처리가 필요함
- 즉시성이 아님
- 압력, 마찰, 화학물질에 민감함

5) 젤라틴

- 필름유제의 제조 시 각종 물질을 녹이는 용매의 역할을 하는 고분자 단백콜로이드
- 동물의 피부에서 얻은 콜라겐을 가수분해하여 얻는 고분자 단백질의 유기물

(1) 젤라틴의 역할

- 할로겐화은 입자의 분산과 결정성장의 매개체임
- 할로겐화은의 보호질이며 함유된 황 불순물에 의하여 감광작용이 상승함
- 결정구조의 결함을 증가시켜 전자포획을 원활하게 해준다.
- 노출에 의하여 전리된 이온의 재결합을 막아주어 잠상을 유지해 줌
- 온도에 따라 sol, gel 가역적으로 변환되는 성질을 이용하여 필름유제를 제조함
- 현상 중에 팽윤되어 현상액의 침투를 쉽게 해줌
- 정착 중에 경화되어 상의 영구적 기록보존을 도와줌

6) 필름유제의 제조

- 브롬화은(AgBr)은 질산 은($AgNo_3$)과 브롬화 칼륨(KBr)이 젤라틴 내에서 반응하여 생성됨
- 브롬화 은 생성과정: $AgNo_3 + KBr \rightarrow AgBr + KNo_3$

- 질산 은($AgNo_3$)은 할로겐화 은의 원료 은(Ag)

(1) 할로겐화 은의 결정구조

- 완벽한 형태가 아닌 결정의 결함을 가지고 있음(Frenkel type, Schottky type)
- 감광핵은 결정의 모서리 또는 격자의 결함에 위치함

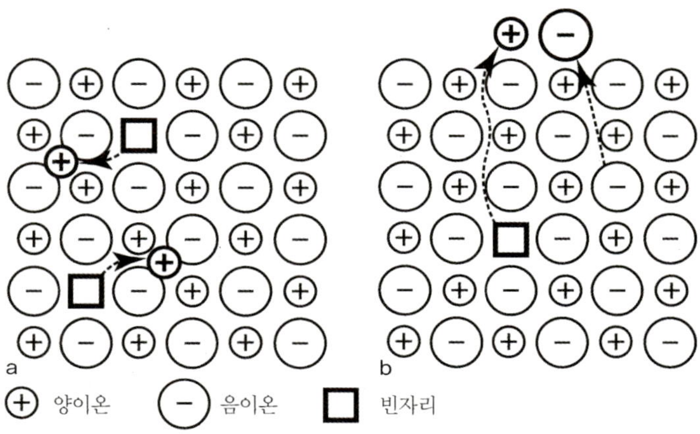

[그림 6-5] 할로겐화 은의 결정구조

▶ **필름유제의 제조과정**

① 젤라틴에 브롬화 칼륨 (KBr)을 과량 투여 후 원료 은인 질산 은($AgNo_3$)을 혼합함(mixing)

② 물리적 숙성 - 전 숙성 또는 제 1숙성

- 50~60도에서 1시간 정도 교반을 시행
- 할로겐화 은 입자가 성장함. 입자의 크기 및 분포가 결정되어 감도, 대조도, 입상성 등이 결정

③ 분쇄, 수세

- 증류수를 이용하여 AgBr만 남기고 과량 투여된 브롬화칼륨과 질산칼륨 제거

④ 화학적 숙성 - 후 숙성 또는 제 2숙성

- 꾸준하게 교반, 염류 제거로 결정의 성장은 없으나, 화학증감의 영향으로 감광

핵(AgS)이 형성

• 감도가 증가

⑤ 첨가물 첨가

• 화학적 숙성 후 증감색소, 경막제, 살균 방부제 안정제 등 첨가

7) film의 취급과 보존

• 유제의 감색성에 맞는 안전광에서의 작업
• 기계적 압력 주의 - 노광 전: 농도 저하, 노광 후: 농도 증가
• 누설광 또는 방사선에 유의
• 정전기 발생 주의 - 나무뿌리 모양의 아티팩트 발생
• film의 유효기간 내 사용 - 포그 증가, 감도 저하
• 적당한 온도와 습도로 보존(시원하고 건조한곳)
• film의 이상적인 보관조건: 습도 = 40~60%, 온도 = 10~15 ℃

8) 감색성(Color sensitivity) = 분광감도

• 유제가 반응하는 전자파 스펙트럼의 파장범위
• 유제가 잠상으로 기록되는 전자파 파장의 범위
• 분광색소(에오신 또는 시아닌)를 첨가함으로써 감광파장을 넓힘 - 분광증감, 감도도 높아짐
• 비정색성: AgBr, 정색성: AgBr + 에오신, 전정색성: AgBr + 시아닌

9) 잠상형성

• 잠상: 노출 후 현상 전 감광재료의 유제층에 만들어진 불가시적 상

(1) 잠상의 형성 기전

• 거니-모트(Gurney-Mott) 이론
• 미첼(Mitchell) 이론

▶ 거니-모트(Gurney-Mott) 이론

- 감광핵: 광화학변화의 중심이 되는 특별한 개소로 Ag(은), Ag_2S(황화은)이 있으며 제2 숙성 때 형성됨
- 빛 → 브롬이온(Br^-)에서 음전자 방출 → 자유전자 → 감광핵에 포획 → 감광핵 (−) → 은이온(Ag^+) 양 전자가 감광핵으로 이동 → 최초 포획 현상핵 형성
- 많은 양의 은이온(Ag^+)가 감광핵에 포획되어 잠상핵 형성
- 현상과정에서 전자가 붙어 금속은화하여 가시상을 형성

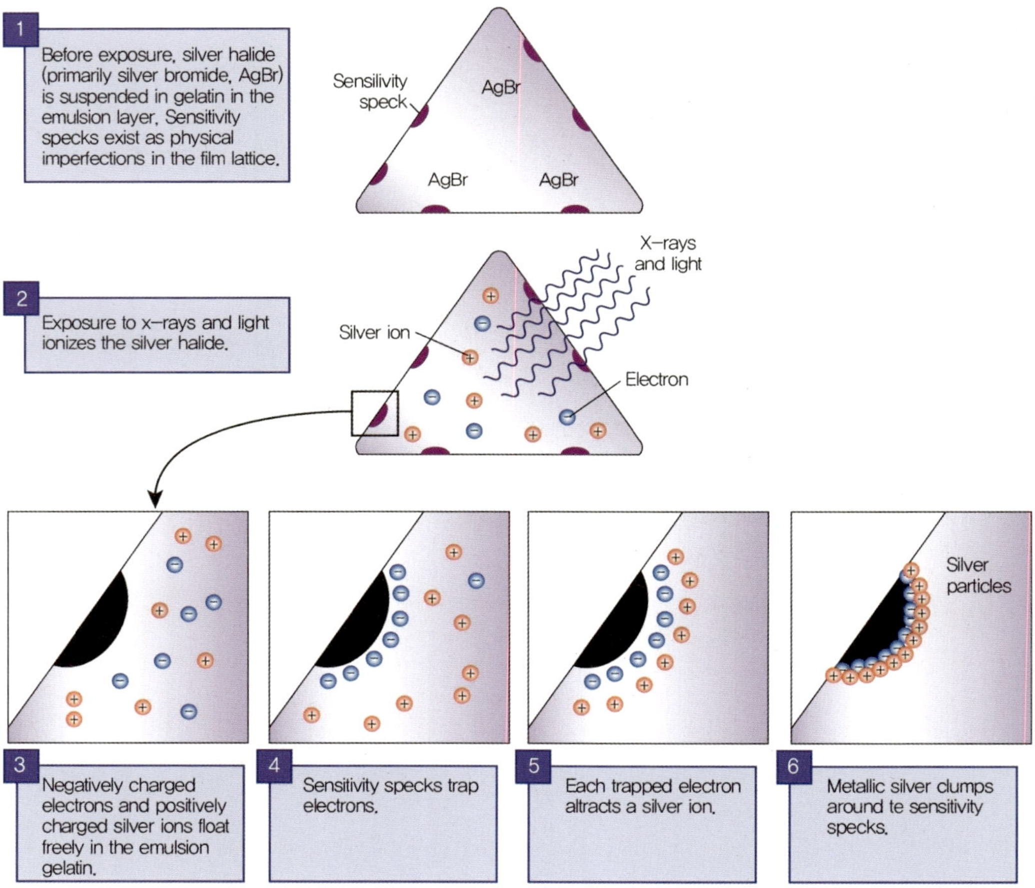

[그림 6-6] 거니-모트 이론

▶ **미첼(Mitchell)이론**

- 감광핵이 처음부터 비워져 있고 유리 전자와 은이온이 결합 후 감광핵에 처음으로 포획
- 다시 다른 은이온을 포획하여 다시 안정된 아잠상핵을 형성하고 더 많은 은이온을 끌어당겨 현상핵으로 형성

10) 잠상 퇴행

- 광화학 반응의 결과 형성된 중성의 Ag와 Br은 불완전한 상태, 원위치로 되돌아가려는 경향이 크기 때문에 잠상핵이 소실(고온 고습 시 아주 심함)
- 시간의 경과와 함께 주위의 Ag^+와의 이온 교환에 의해 이동, 확산되어 점차 잠상핵의 소실
- 유제의 종류, 노광의 조건에 좌우, 큰입자, 고감도에 비해 미립자, 저감도 유제가 퇴행이 심함

11) 현상

X선에 노광된 할로겐화 은입자를 금속은으로 환원하여 잠상을 가시적인 이미지로 변환하는 과정(현상액의 전자가 잠상의 은입자에게 주어 안정된 은입자로 만들어 주는 과정)

- 현상 과정: 현상 - 중간수세(수동) - 정착 - 수세 - 건조
- 현상액 - pH: 9~10
- 주약: 유기 환원제 - 메톨, 하이드로퀴논, 페니돈, PQ
- 보호제: 주약의 산화방지 - 아황산나트륨(Na_2SO_3)
- 촉진제: 알칼리도를 더욱 강하게 만들어 현상액의 활성도를 높여줌 - 탄산나트륨
- 억제제: 포그방지 - 브롬화 칼슘
- 현상의 영향인자: 현상액의 구성성분, 현상액 온도, 시간, 보충률

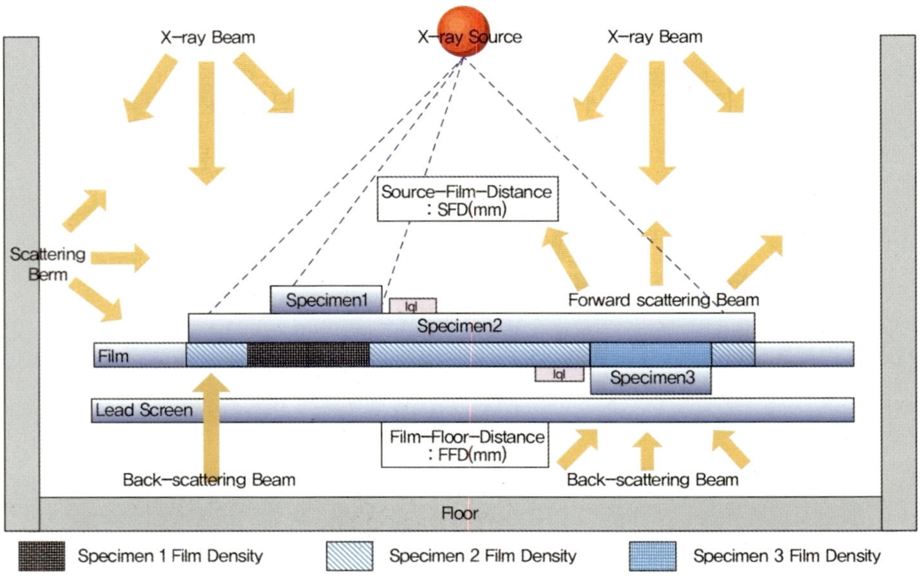

[그림 6-7] 현상(Diagram of scattering radiation test)

12) 정착

- 현상의 정지, 미노출된 할로겐화은을 제거(영상의 명료화), 영상의 정착, film 유제의 경막처리
- 구성: 정착제, 산제, 경막제, 완충제, 보호제, 찌꺼기 방지제

(1) 정착제 - 티오황산나트륨($Na_2S_2O_3 \cdot 5H_2O$), 티오황산암모늄($(NH_4)_2S_2O_3$)

- 정착액의 pH: 4.4~5.2 ▶ gelatine의 경막성은 4.8에서 최고가 됨
- 보호제: 아황산나트륨(Na_2SO_3) - 정착주약의 분해 방지
- 산제: 초산(CH_3COOH) - 현상작용을 급속히 정지시켜 gelatine막의 팽윤유도, 현상액에 의한 착색오염방지, pH조절
- 경막제: 칼리명반 - 유제막 손상의 물리적 손상 감소
- 완충제: 붕산
- 정착의 영향인자: 정착액의 구성성분, 정착액온도, 시간, 보충률

13) 수세

: 정착단계의 부산물(은화합물, 할로겐화 암모늄)을 제거하여 film 표면을 cleanning 시키는 것

- 수세 속도는 유수량이 많고 교반이 잘되어 유제막면을 신선한 물이 빨리 흐르고 있을수록 빠르며, 수온을 올리면 더욱 빨라짐
- 잔류 염류는 필름에 황색 얼룩을 생성하기 때문에 충분한 세척이 필요

14) 건조

: 유제 안에 있는 수분과 유제표면의 물기를 제거하는 것

- 건조온도: 40~50℃, 상대습도: 60~70%, 풍속: 3~5 m

2. Computed Radiography(CR)

- 기존의 film/screen 촬영법 대신에 휘진성 형광체인 영상판(imaging plate)에 X-선을 조사하여 축적된 잠상에 레이저빔을 주사하여 영상신호를 획득하는 디지털 방사선 촬영법

1) 휘진성 형광체

- X-선, 전자선, 자외선을 받으면 그 에너지를 흡수하여 축적한 후, 레이저빔이나 적외선, 가시광선을 받으면 축적된 에너지를 빛으로 발산하는 물질
- 바륨(Ba), 불소(F), 할라이드(X) 화합물 (BaFX: Eu^{++}, X = Cl, Br, I)
- 휘진성 형광체의 발광파장: 400 nm
- 휘진 여기(자극) 발광파장: 633 nm

2) CR 영상의 형성

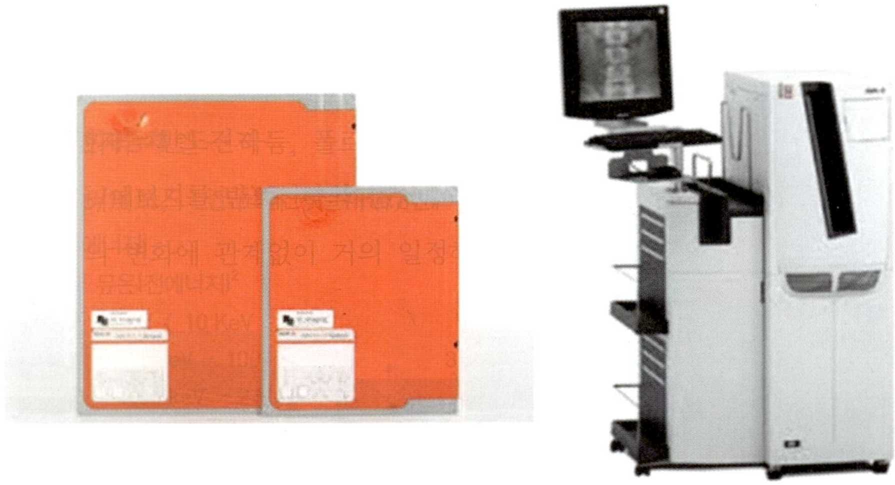

[그림 6-8] CR 영상의 형성

3) Image Plate(IP) 구조

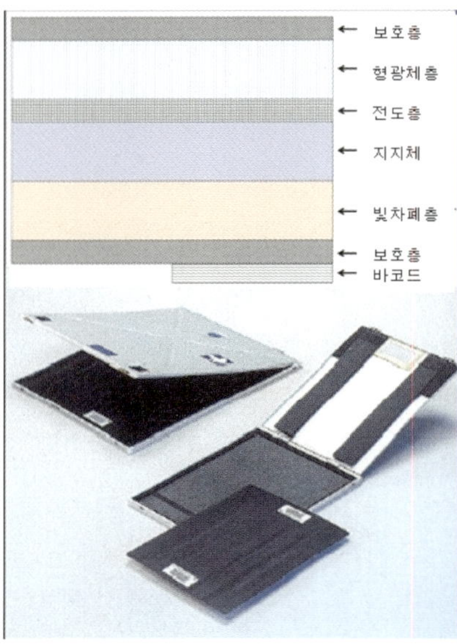

고분자 재료의 지지체 위에 할로겐화 물질의 결정을 도포한 1 mm 이하의 얇고 유연한 판이다.

구조

1) 보호층
2) 형광체층(Photostimulable phosphor)
3) 지지체
4) Backing layer
5) Bar code Level

[그림 6-9] IP구조

4) 광자극 영상판(IP)의 구조

- 보호층 - 손으로 인한 영상판의 손상을 막음
- 형광체층 - 광자극성 형광체를 갖고 있으며, 영상판의 실질적인 부분
- 지지층 - 다른 층들이 덮여 있는 베이스층으로 폴리에스테르로 구성
- 전도층 - 영상판 위에서 정전기적인 문제를 없애주고 선예도를 높이기 위해 빛을 흡수
- 빛 차폐층 - 빛으로 인한 데이터 손실과 공간분해능의 감소 방지

5) CR의 영상 형성과정

- X선이 카세트 내 광자극성 할로겐 화합물 내에 잠상 형성
- 잠상은 광전효과과 일어나는 동안 에너지 변화로 만들어짐
- 네온 헬륨 레이저를 조사하면 잠상이 형성된 형광판으로부터 형광을 방출시켜 검출기가 획득하여 전기적 신호로 만듦

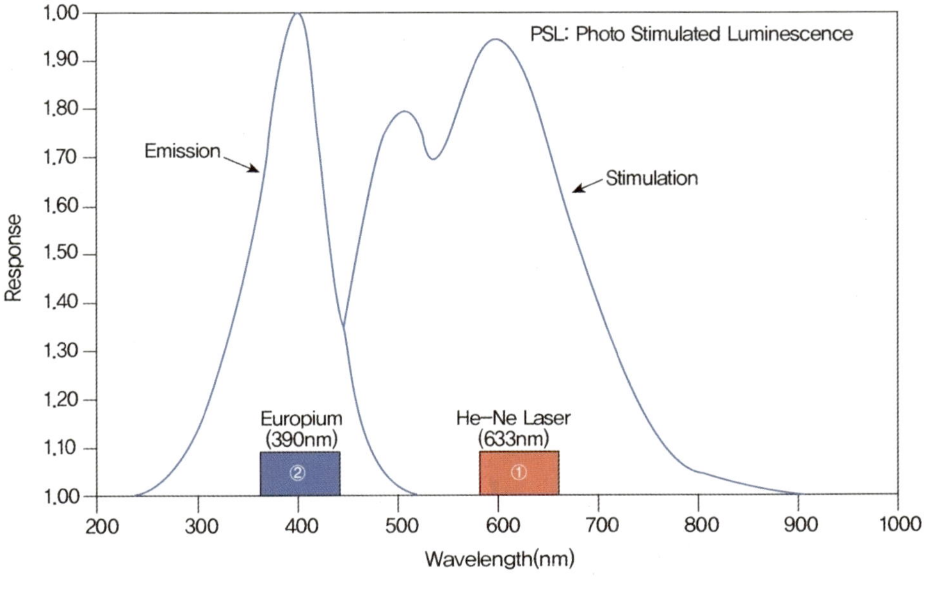

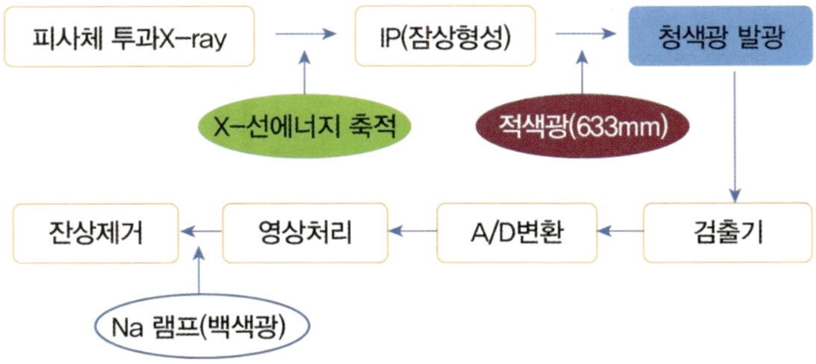

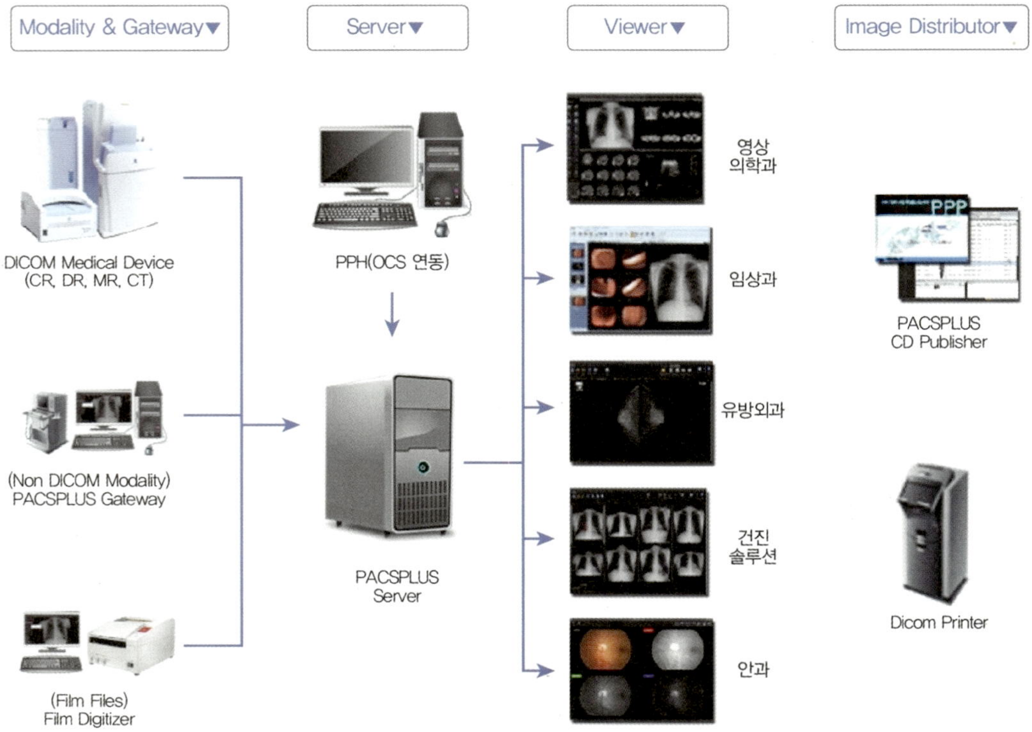

[그림 6-10] CR의 영상 형성과정과 PACS의 구성도

6) 잠상퇴행

- 잠상은 8시간이 지나면 전체 에너지의 25%를 소실함
- X선 조사 후 가능한 빨리 처리를 하는 것이 중요함

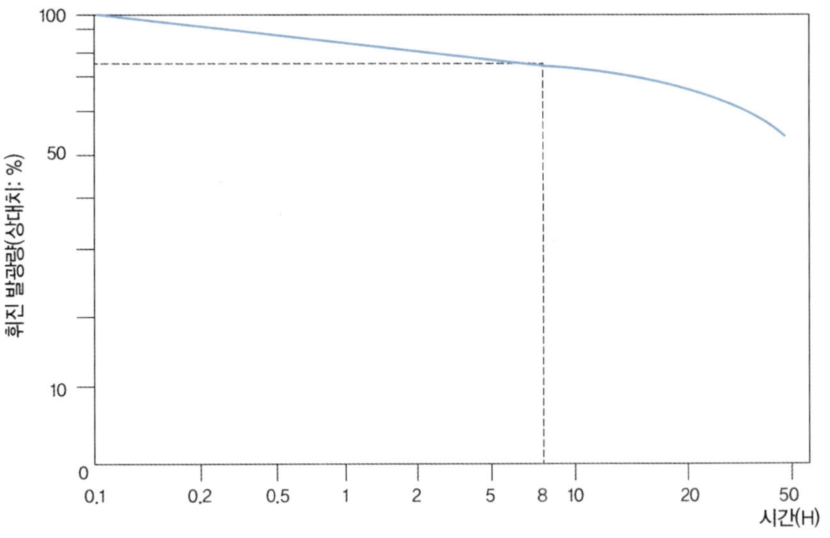

[그림 6-11] 잠상퇴행

7) Film과 CR, DR의 특성 비교

[표 6-1] Film과 CR, DR의 특성 비교

구 분	Analog Film	CR	DR
영상획득까지의 시간	느림	보통	빠름
이미지 프로세싱	X	O	O
Dynamic range	좁음	넓음	넓음
비용(투자측면)	낮음	보통	높음
비용(사용측면)	높음 (필름, 현상액, 공간 등)	보통 (IP교체, 리더기 설치)	낮음
재사용 가능 정도	1회	10,000회	1,000,000회

8) 디지털 영상의 단위

- 화소(Pixel): 디지털 영상의 최소 기본 단위
- 복셀(Voxel): 화소의 최적 단위
- 매트릭스(Matrix): 화소의 가로, 세로의 배열

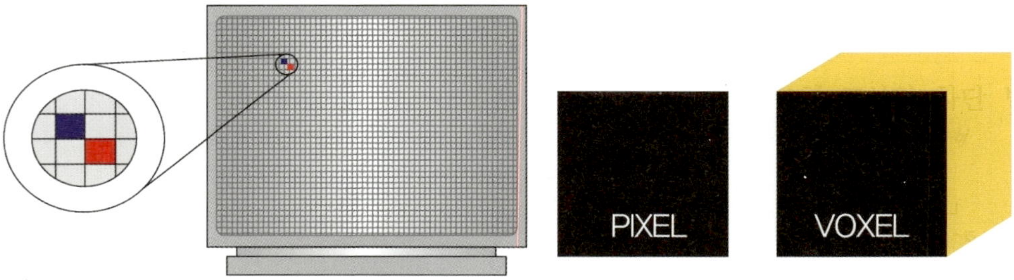

[그림 6-12] 디지털 영상의 단위

9) 회색조(Gray scale)

: 화소 농도의 정도를 변화시키는 것

- 각각의 화소가 갖는 gray scale value의 범위를 변화시킴
- 8bit인 경우 2에 8승인 256단계의 회색조로 표현

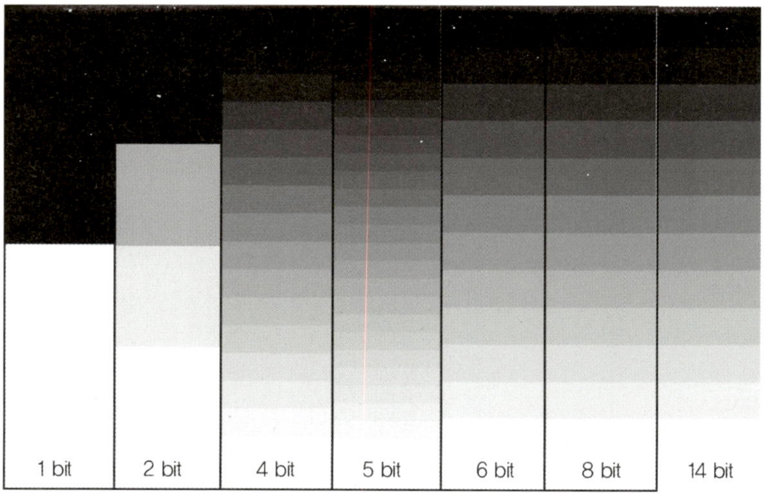

[그림 6-13] 회색조

10) 다이콤 표준(DICOM)

- DICOM은 Digital Imaging and Communications in Medicine의 약자로 의료용 기기에서 디지털 영상 표현과 통신에 사용되는 여러 가지 표준을 총칭
- 다른 제조사에 의해 생성된 정보와 소통이 가능

3. Digital Radiography(DR)

- 인체를 투과한 X선이 에너지 강도에 따른 정보를 전기신호로 변환시킨 후 화소의 회색조를 얻은 초기상태의 데이터를 다시 아날로그 신호로 변환하여 모니터로 표시

1) DR의 장점

- Window Width/level를 조절하여 우수한 영상을 제공
- 방사선 피폭의 감소
- 영상획득 시간이 짧음
- 검색시간이 단축되고 인력을 감소시킬 수 있음
- Film 분실과 보관에 따른 문제점을 감소시킬 수 있음
- 같은 영상을 여러 사람이 동시에 볼 수 있음

2) DR의 단점

- 가격이 비쌈
- Worklist에서 환자 잘못 선택 시 환자 바뀜
- 메뉴에서 position, 검사 부위 잘못 선택 시, 좌우 바뀜
- 익숙하지 못한 장치에 대한 이질감을 느낌
- 네트워크 장애 시 영상전송에 지장이 생김
- 과다노출이 되어도 농도를 유지하기 때문에 환자에게 과다 피폭이 발생할 수 있음

3) Film system

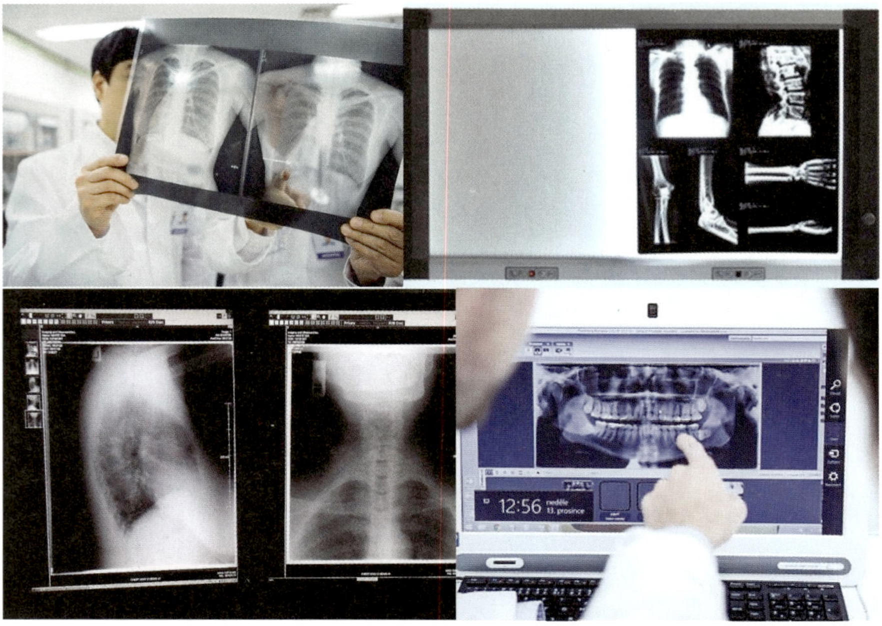

[그림 6-14] Film system & DR system

4) DR영상의 획득

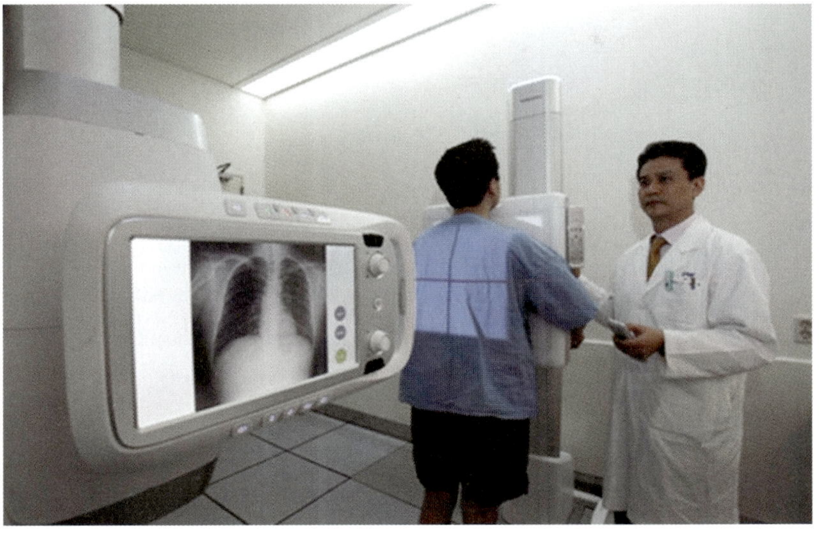

[그림 6-15] DR영상의 획득

5) DR영상의 아티팩트(artifect)

: 모니터에 나타나는 모든 영상을 포함한 모든 종류의 컴퓨터 그래픽에서 보고 싶지 않은 부분

컴퓨터 방사선 영상은 시스템상 오류의 결과로 독특한 아티팩트 패턴을 갖음

- IP의 스크래치, 이물에 의한 아티팩트
- 현상 장치에 의한 아티팩트

6) Film 영상의 형성

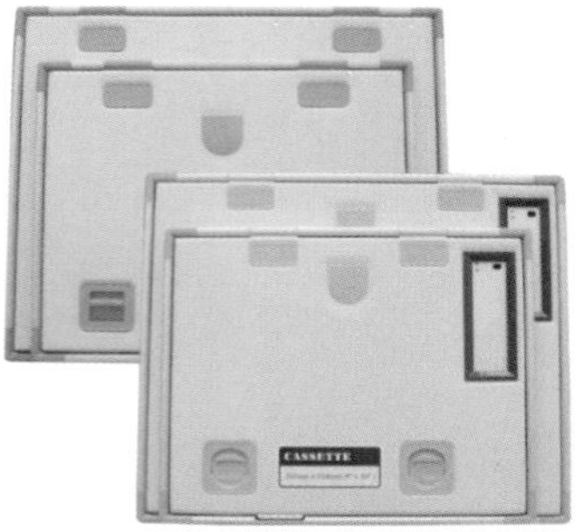

필름카세트

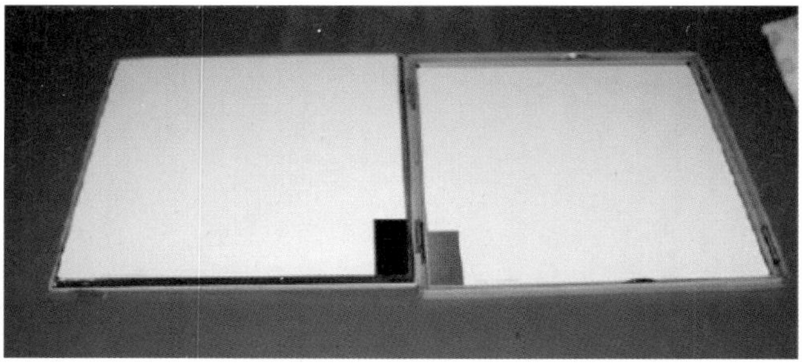

중감지

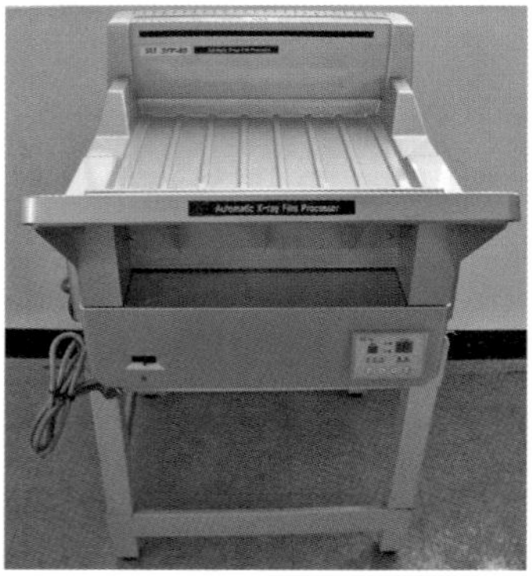

자동현상기

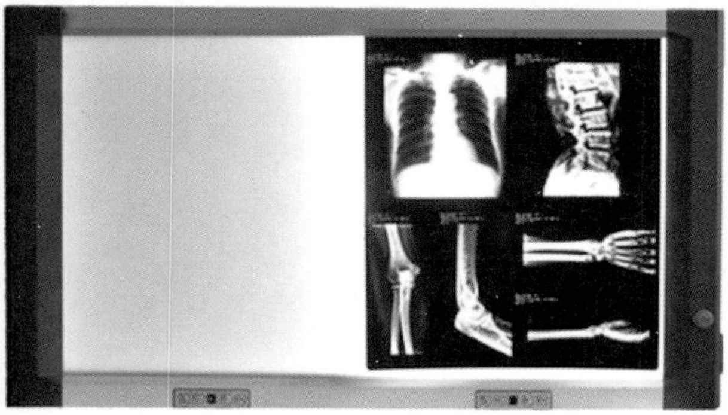

WIEW BOX

[그림 6-16] Film 영상의 형성

4. X-ray 영상으로 구별이 안되는 경우는?

- 두 기관의 밀도가 비슷하거나 원자번호의 차가 거의 없는 경우 투과 감약의 차가 거의 없어 대비가 이루어지지 않아 구별이 불가능함

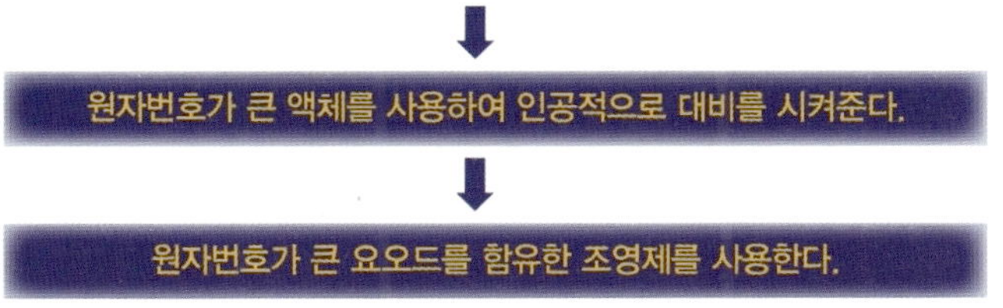
원자번호가 큰 액체를 사용하여 인공적으로 대비를 시켜준다.
원자번호가 큰 요오드를 함유한 조영제를 사용한다.

[그림 6-17] X-ray 영상으로 구별이 안되는 경우

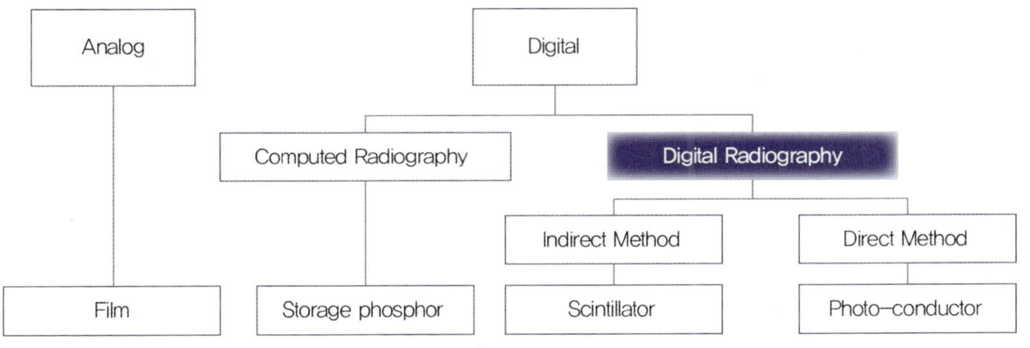

[그림 6-18] Radiography의 분류

▶ 아날로그 영상과 디지털 영상 차이

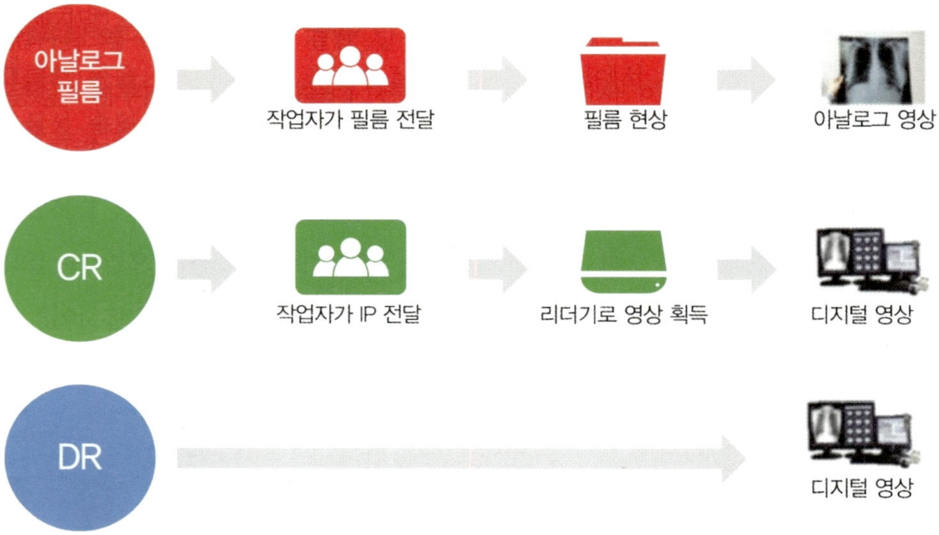

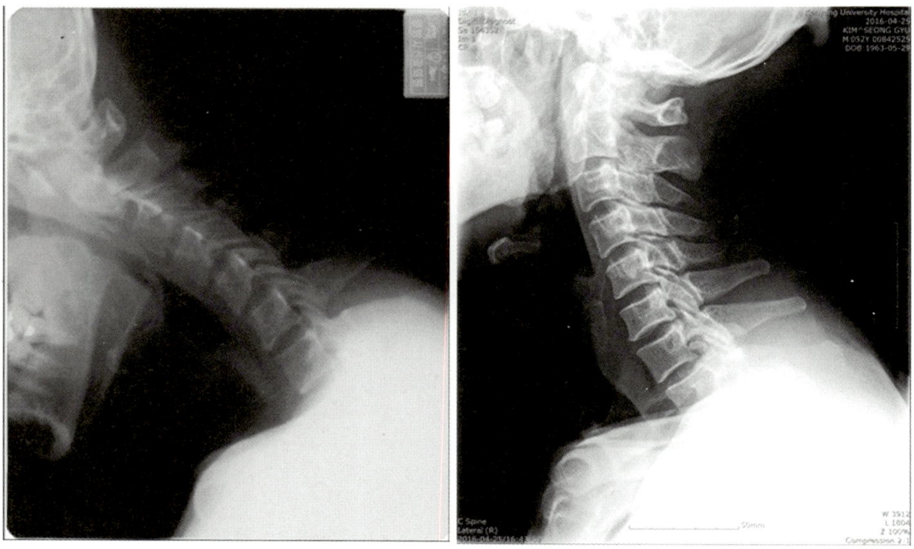

아날로그 영상 디지털 영상

[그림 6-19] 아날로그 영상과 디지털 영상

제7장 CT & MRI 장비

1. CT와 MRI의 특징

특징

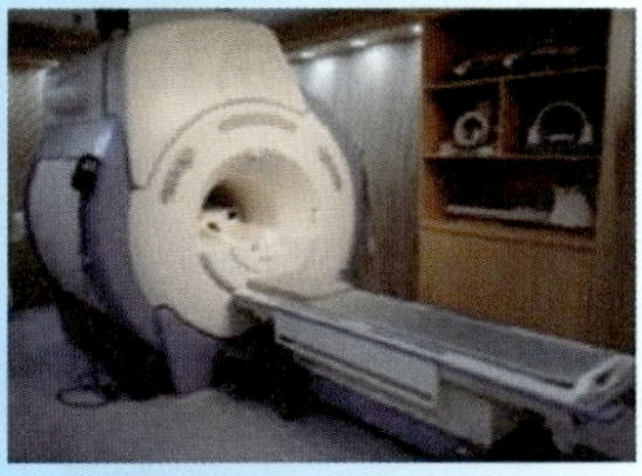

MRI

- **자기장 이용**
- 긴 검사시간
- 소음이 심하다.
- 폐쇄공포증
- 강한 자기장에 의한 금속물질 주의
- 연부조직
- 환자의 움직임에 예민
- 검사에 제한이 많다.

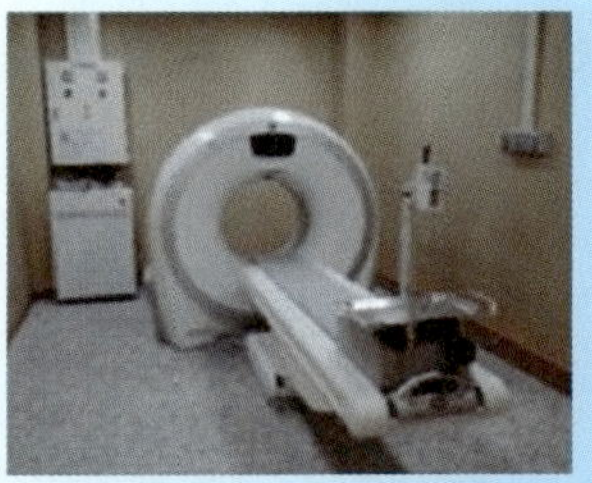

CT

- **X-ray 이용**
- 짧은 검사시간
- X-ray에 비해 피폭이 많다.
- 뼈
- 움직임에 대한 영향이 적은 편이다. (Chest, Abd 검사)
- 비교적 검사에 제한이 없다.
- 조영제에 대한 부작용

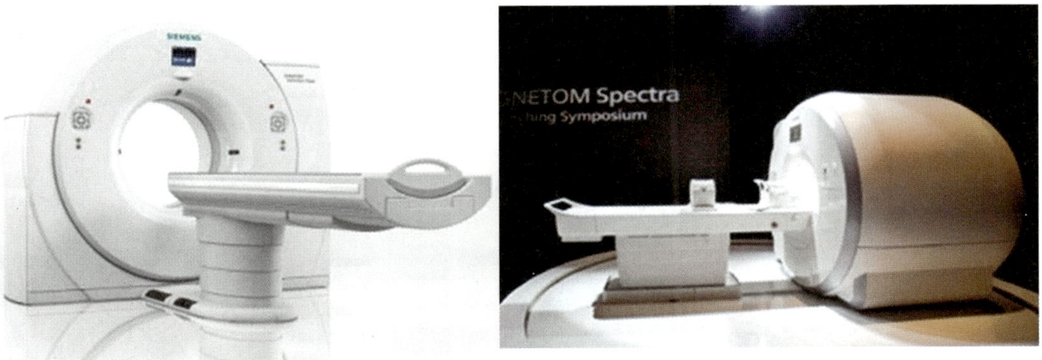

[그림 7-1] CT, MRI 장비

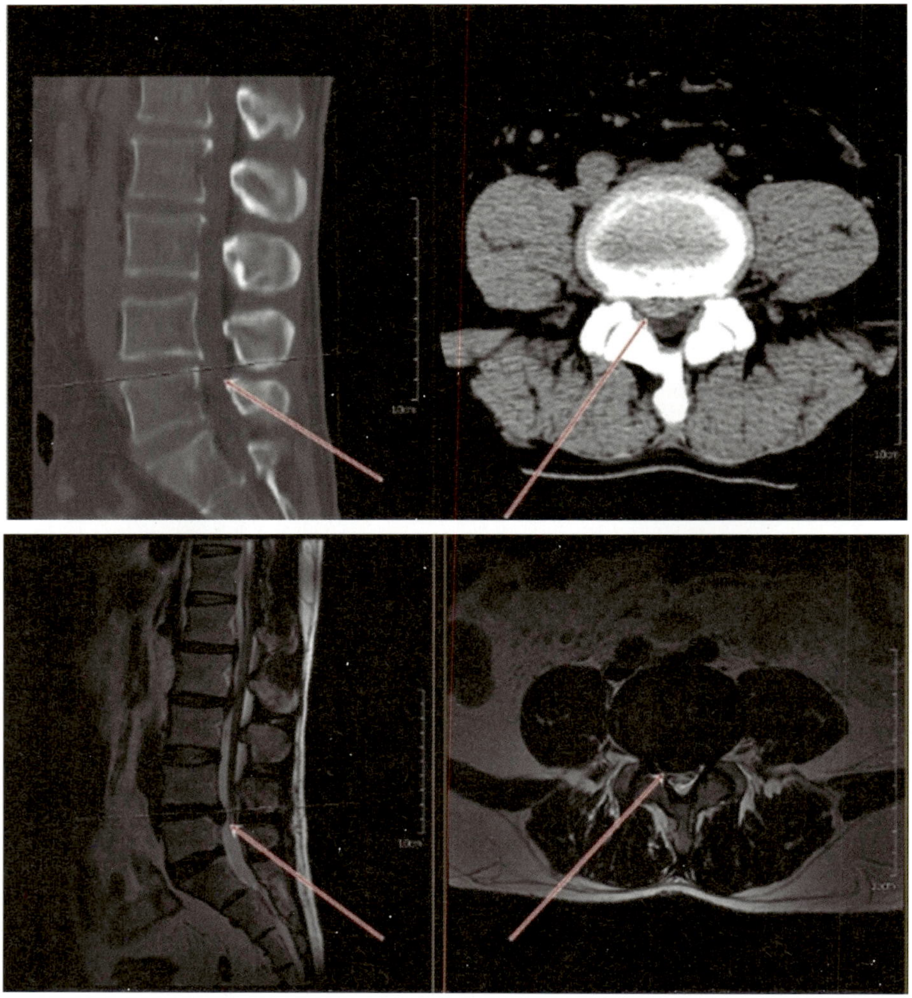

[그림 7-2] CT와 MRI의 특징

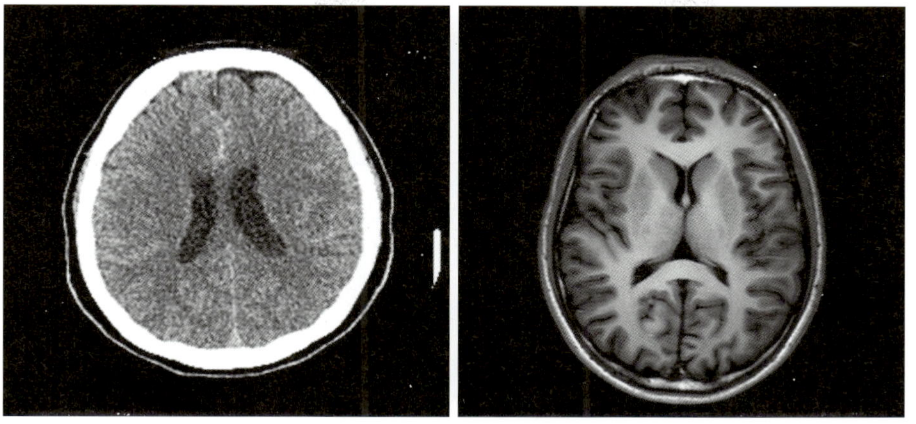

[그림 7-3] CT, MRI 영상

2. CT

- 회전하는 튜브에서 발생된 X선이 인체의 횡단면을 투과
- 감약된 X선을 검출기에서 받아들여 빛과 신호로 변환
- 컴퓨터에서 수학적인 방법을 이용하여 횡단면 영상을 재구성하여 영상처리를 통해 모니터에 전시하는 시스템

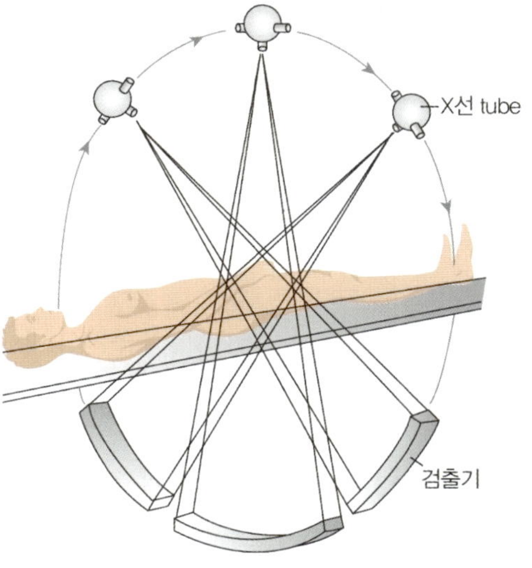

[그림 7-4] CT

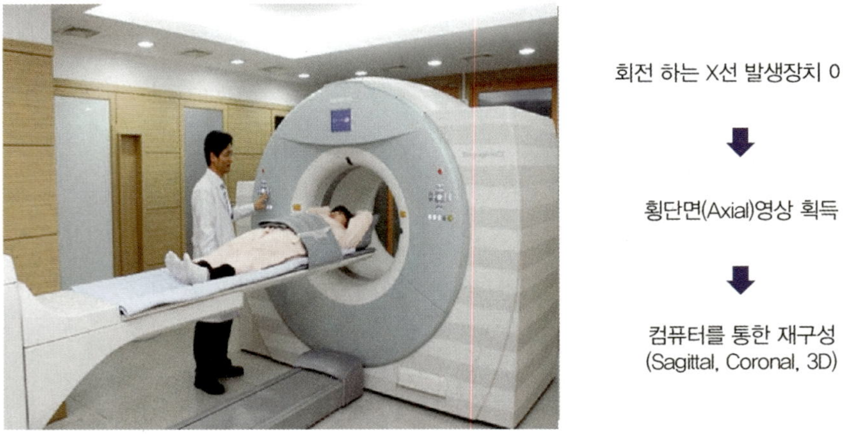

[그림 7-5] CT

3. 일반 방사선 영상의 한계성

- 겹쳐서 나타나는 부위의 해부학적 위치나 상호관계 규명 어려움
- 두께가 서로 다르거나 감약차가 서로 다른 물질로 이루어진 피사체의 구별 어려움

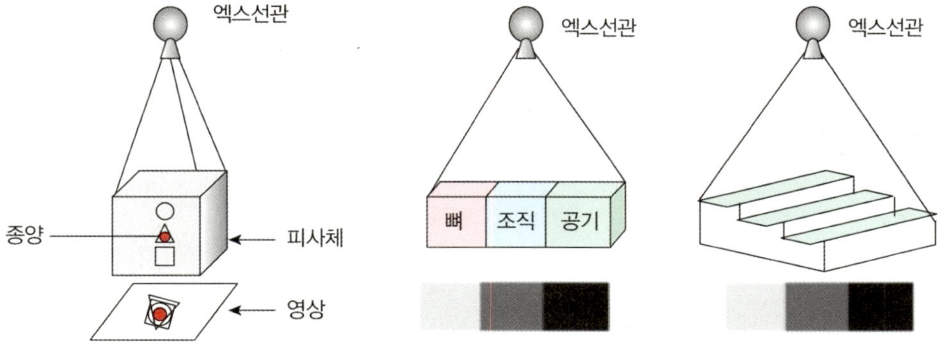

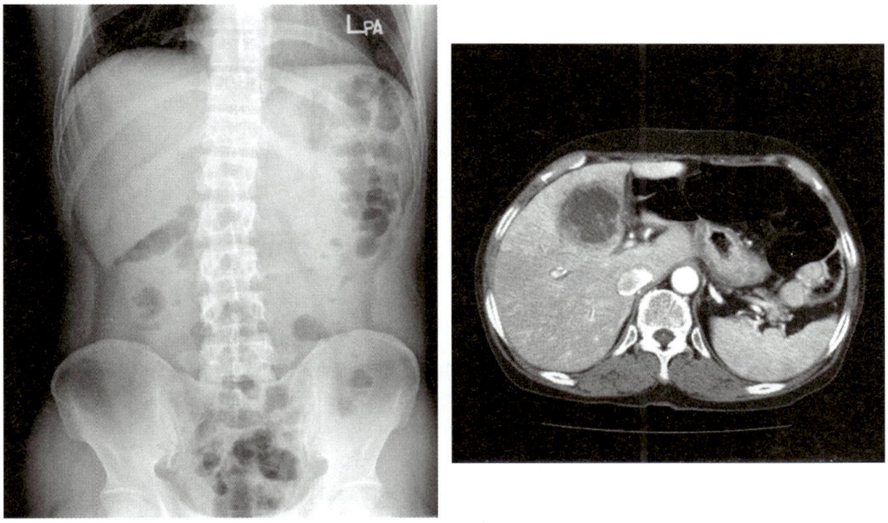

[그림 7-6] 일반 방사선 영상의 한계성

4. Computed tomography영상

- 각 연부 조직 간의 미세한 흡수차가 (0.5%) 있어도 식별이 가능함

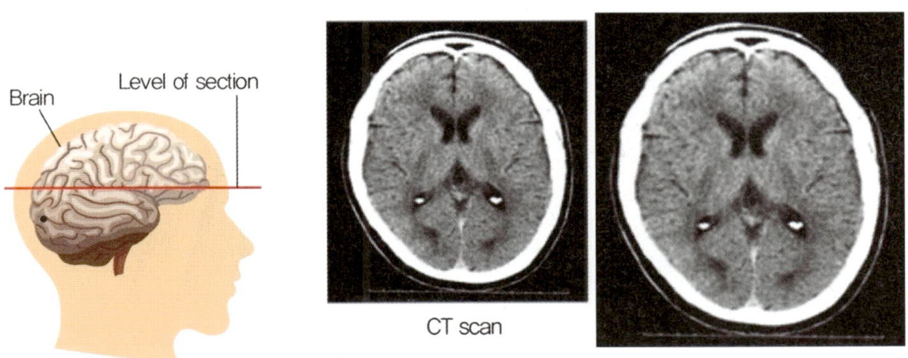

[그림 7-7] CT영상

5. CT의 개발

- 1895년 뢴트겐 X-선 발견
- 1960년대 Oldendorf 광자수의 차이를 이용한 영상화, CT개념 도입
- 1971년 G. Hounsfield, J. Ambrose는 CT 임상 적용
- 1972년 Brain CT, EMI Mark I 개발

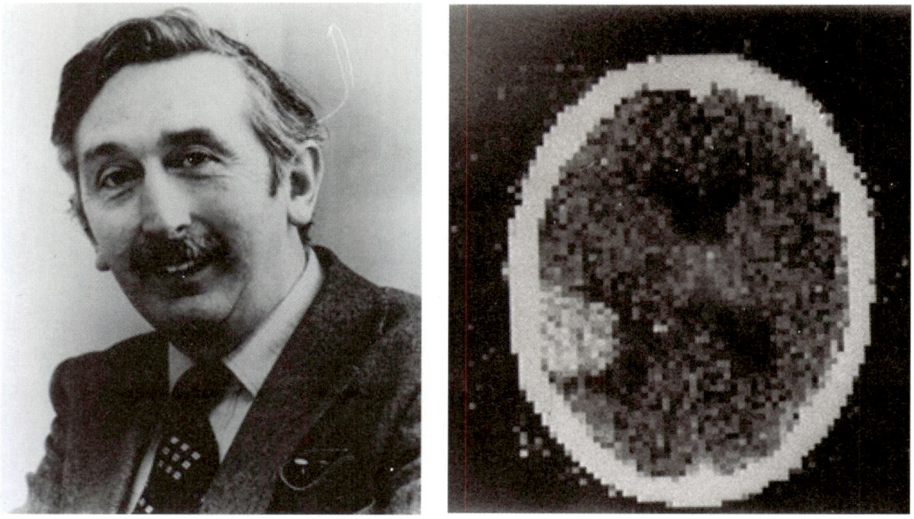

[그림 7-8] CT의 개발

6. CT의 발전사

- 1974년 전신용 CT 개발
- 1977년 한국 경의의료원 EMI Brain CT 최초 설치
- 1980년 전자빔CT(EBCT) 개발
- 1991년 spiral CT 개발(slip rang 기술을 도입)
- 1998년 multislice CT(4채널)
- 2002년 multislice CT(16채널)
- 2007년 Dual energy CT(128채널)

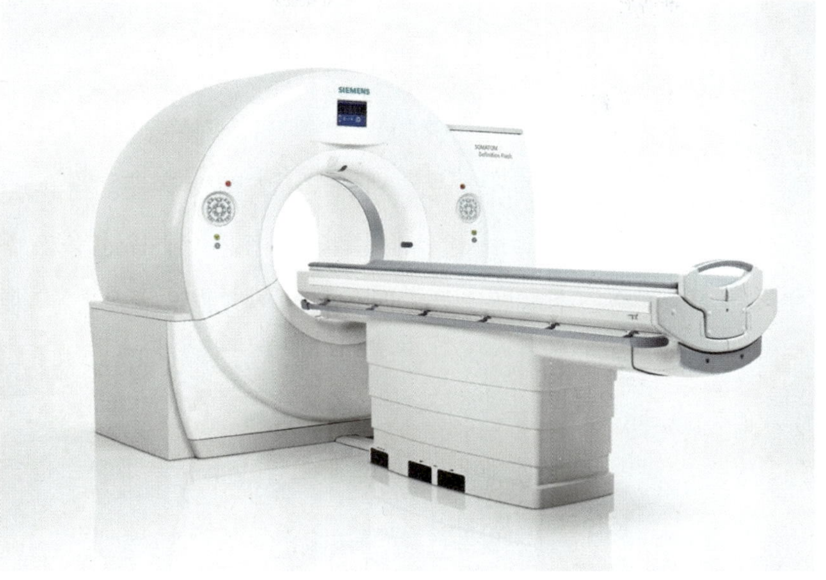

[그림 7-9] CT의 발전사

7. 영상의 질 비교

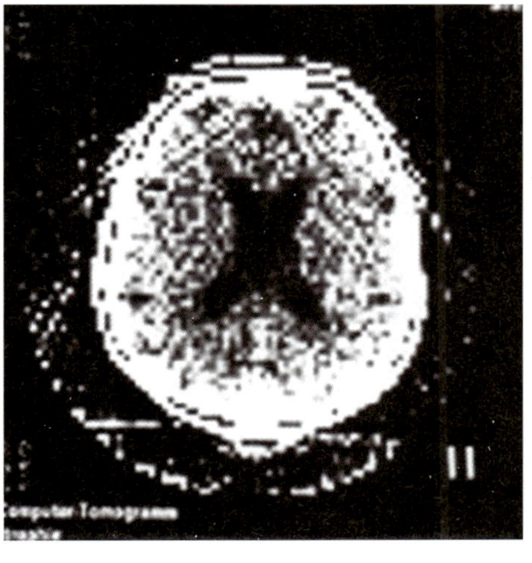

1972년

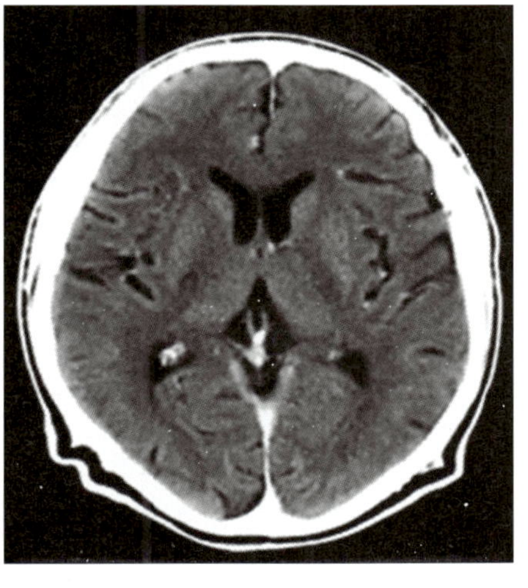

현재

[그림 7-10] 영상의 질 비교

8. 세대별 장치 특성

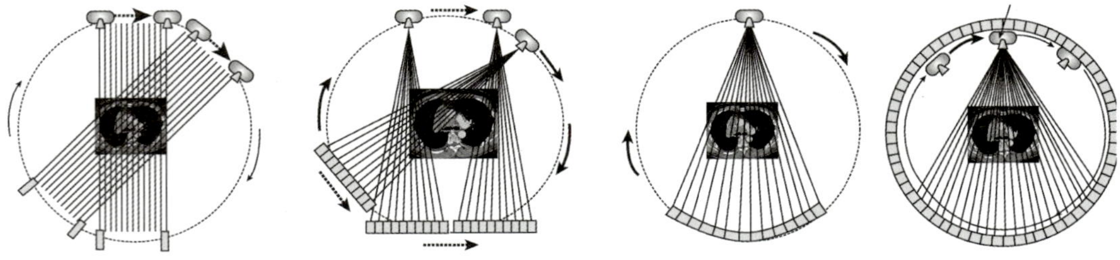

제1세대–5분 　 제2세대–1분 　 제3세대–1~10초 　 제4세대–1초

세대	X선속 형태	주사방식	특징	
제1세대	Pencil beam(단일선속)	T-R(횡단 및 회전)	water bag	고정양극관
제2세대	Narrow fan beam(좁은부채선속)	T-R(횡단 및 회전)	Bow tie filter	
제3세대	fan beam(부채선속)	R-R(회전 및 회전)	Ring artifact	회전양극관
제4세대	wide fan beam(넓은 부채선속)	R-S(화전 및 고정)	검출기 고정	
EBCT	fan beam	S-S	빠른 Scan time	전자총
Spiral CT	wide fan beam	R-R	Slip-ring / Helical CT	

[그림 7-11] 세대별 장치 특성

9. Spiral CT

- Helical CT
- Slip-ring
- Volume data
- 검출기 배열방식 – SDCT, MDCT
- Cone beam
- Scan time: 1.0~0.33 sec

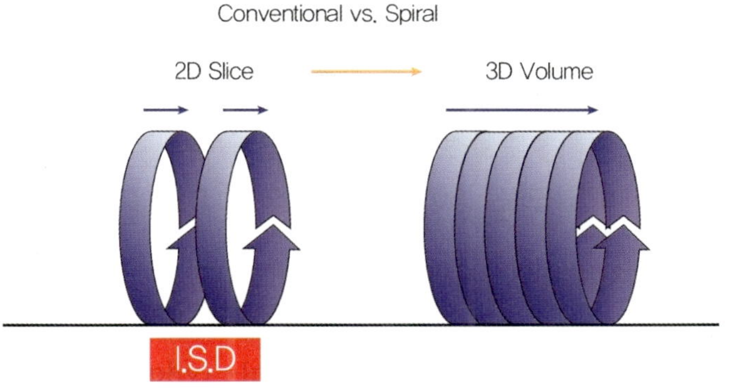

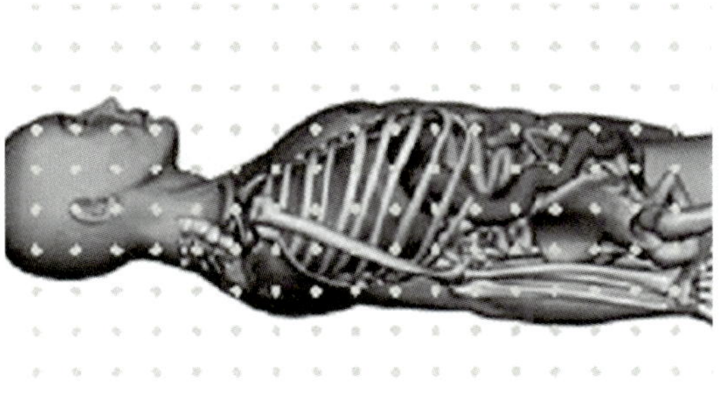

[그림 7-12] Spiral CT

10. Slip ring과 Brush

- CT장치의 각 구성 요소에 전원을 분배하는 장치
- Slip ring과 brush를 통하여 갠트리 내에 550 V의 직류전압을 공급

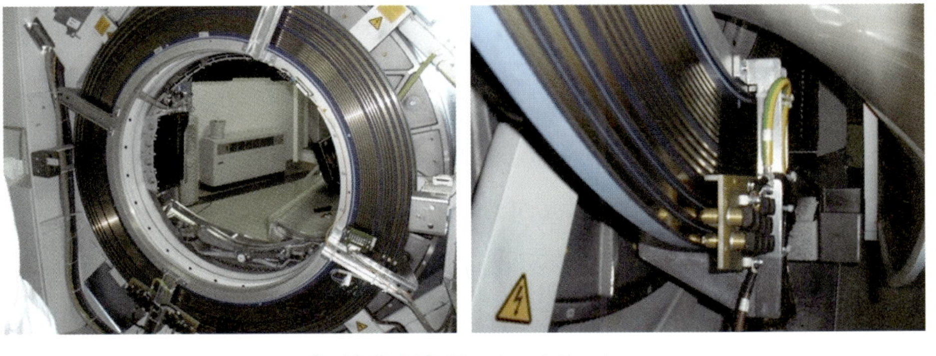

[그림 7-13] Slip ring과 Brush

건강보험 및 CT수가

- 1977년 500인 이상의 사업장 의무적 직장의료보험 실시
- 1988년 농어촌 지역의료보험 실시
- 2000년 7월 의료보험 통합
- CT 검사의 건강보험 적용은 1996년 1월 1일 시작
- CT의료보험 적용
  : 담당의사가 진단 및 치료방향 설정을 위해 부득이 검사했을 경우
- 의료보험 적용 제외
  : 단순 X선 영상으로 진단 가능한 가벼운 질환, 해당 질병과 관계없는 부위나 검진의 경우
- 환자의 부담률은 입원, 외래 구분 없이 환자: 보험공단이 50:50으로 부담

11. CT의 특징

- 우수한 해상능과 조직의 감약계수 분해능을 바탕으로 양질의 해부학적 정보 제공
- 소프트웨어의 발달로 해부학적인 정보 외에 기능적인 정보를 제공
- X, Y축 뿐만 아니라 Z축 해상능이 향상된 영상을 얻을 수 있음
- 혈관 계통의 검사에도 중요한 역할을 함

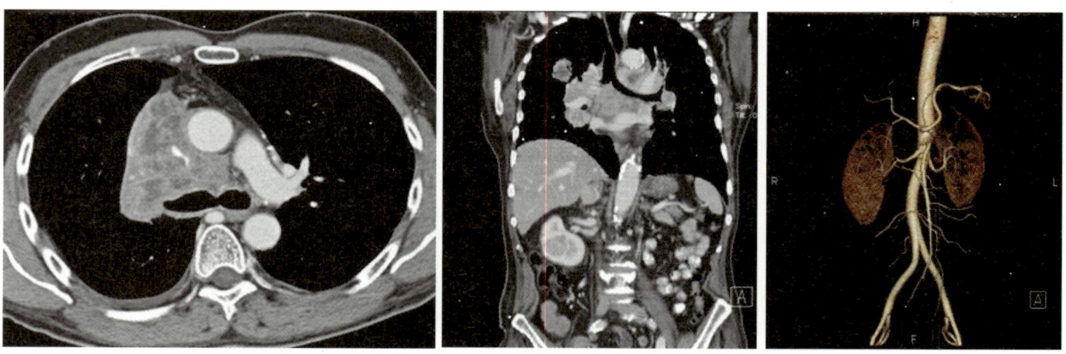

[그림 7-14] CT의 특징

12. CT의 제한점

- 타 검사에 비해 방사선 피폭이 많음(얇은 슬라이스와 multi phase의 검사로 더욱 많아짐)
- 고가의 장치로 인해 검사비가 고가임
- 조영제 사용검사의 경우 부작용의 위험이 따름
- 많은 개선이 있었지만 감약계수 차가 큰 물질이 인접해 있는 경우 화질의 질이 저하됨
- 감약계수가 큰 금속이나 바륨 등의 물질이 존재할 경우 직선형의 아티팩트가 발생

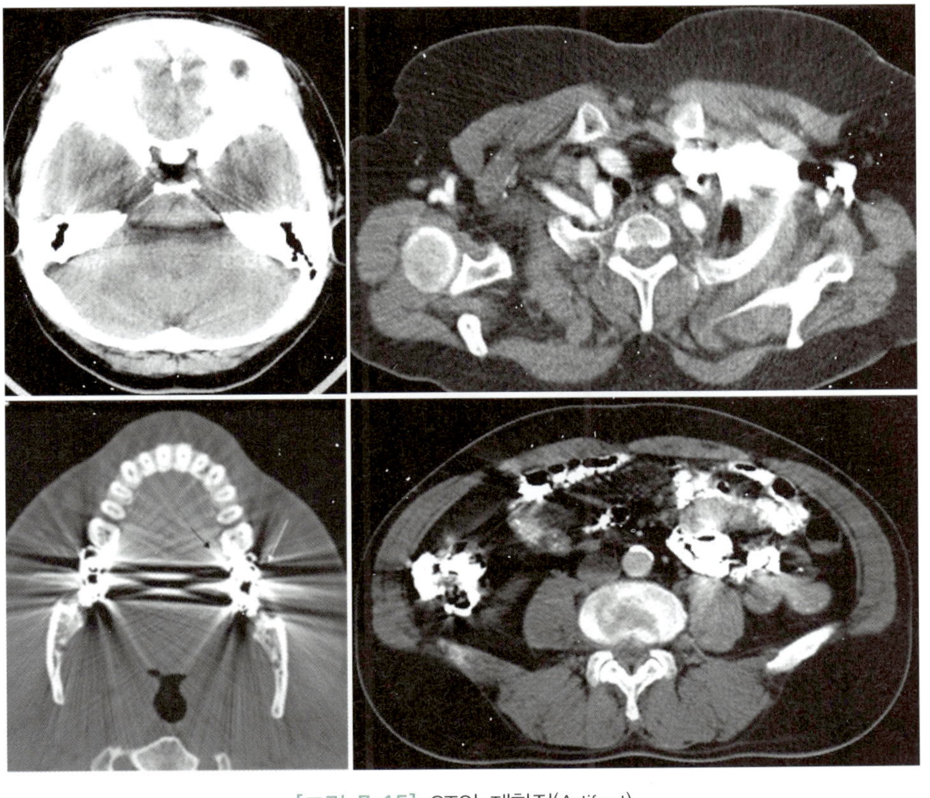

[그림 7-15] CT의 제한점(Artifact)

13. CT영상화 단계

1) X선의 발생
2) 감약 데이터의 획득 - data acquisition(Detecter와 DAS)
3) 영상의 처리단계 - data processing(image reconstruction)
4) 영상의 표시 - image display(post processing)

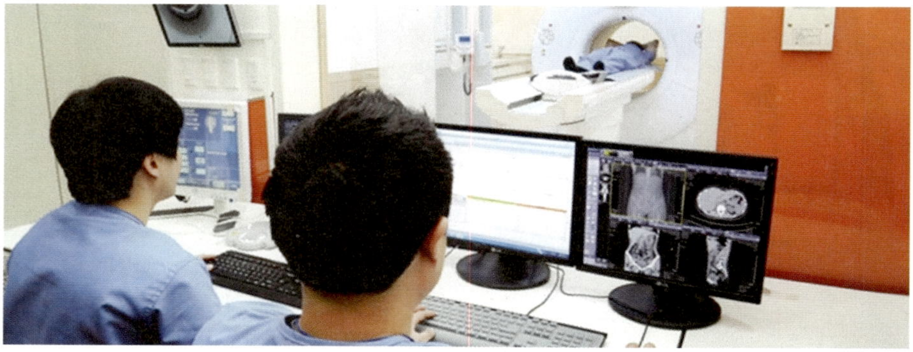

[그림 7-16] CT영상화 단계

14. 선감약계수

- 일정한 두께(1 cm)의 물질을 투과할 때 감소되는 X선 광자의 비율
- 선"p약계수는 i표시하며 단위는 (cm−1)
- 선감약계수에 영향을 주는 요소: 광자 에너지, 원자번호, 흡수체의 밀도
- 단색 방사선에서만 적용되며, 총 감약은 다음의 식으로 나타낼 수 있음
- $I = Io\ e^{-ix}$ e = 자연대수의 밑수 2.7182…, X = 흡수체의 두께

15. CT Number

- 여러 조직들의 상대적인 선감약계수를 물을 기준으로 나타낸 수(물의 CT number 값은 항상 0)

$$CT_{-num} = K \times \frac{\text{조직감약계수-물감약계수}}{\text{물감약계수}}$$

$$H = 1000 \frac{\mu_m - \mu_{water}}{\mu_{water}}$$

Ex] 확대상수가 1000인 CT_{unit}에서 어떤 조직의 CT_{-num}은?

[단, 물의 감약계수는 0.190, 어떤 조직의 감약계수는 0.380]

정답 → 1000

조직	CT number(HU)
뼈(compact)	>250
뼈(spongy)	130 ± 100
응고된 혈액	80 ± 10
갑상선 (thyroid)	70 ± 10
간(liver)	50 ± 5
혈액	40 ± 10
뇌척수액	12 ± 2
물	0
지방	-100 ± 10
폐	<-700
공기	-1000

[그림 7-17] CT Number

16. 영상의 format

- Slice - 한 장의 영상
- Slice Thickness - Slice한 조각의 두께
- SDCT에서 X선관 쪽 colimator에 의해 Slice Thickness가 결정
- Pixel - 영상을 구성하는 최소단위 - pixel이 작을수록 작은 크기의 해부학적 표현이 우수
- Voxel - pixel에 두께를 부여한 것 Voxel의 증가 시 SNR이 증가, isotropic voxel(정입방형)이 이상적인 voxel, Z축 분해능 향상
- Matrix - 2차원적으로 정렬되어 있는 pixel수, 가로 세로 배열 수

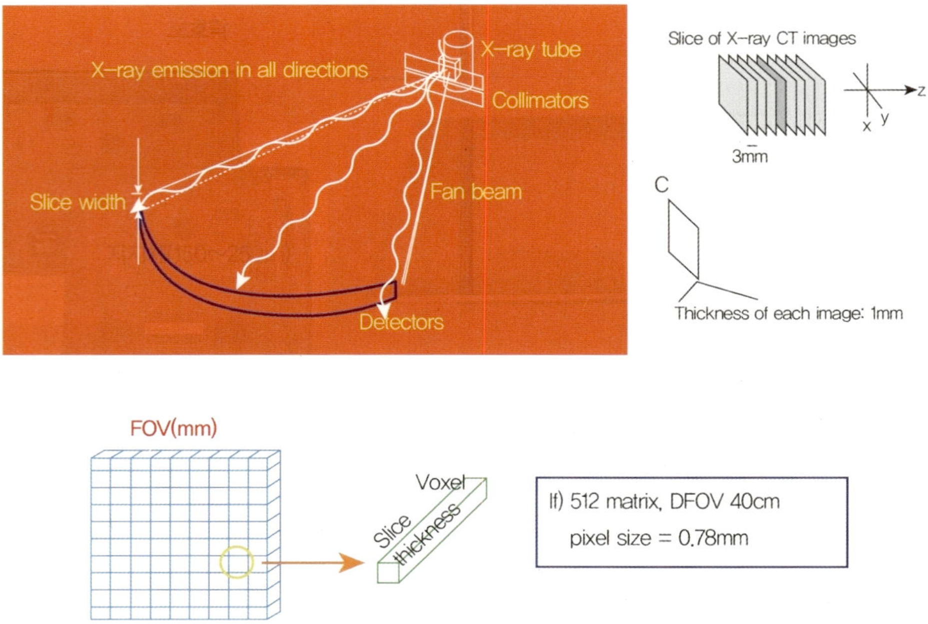

· Pixel size $= \frac{\text{DFOV(mm)}}{\text{Matrix Size}}$ · DFOV $= \frac{\text{SFOV(mm)}}{\text{Zoom factor}}$

[그림 7-18] 영상의 format

17. CT의 장점

- 스캔 시간의 단축으로 1회 조영제 주입으로 multi phase의 검사가능
- 영상농도가 CT number에 대응하여 나타나므로 ROI기능이나 픽셀 분석 기능을 통해 정량적인 진단
- 혈관조영술에 비하여 비침습적이고 검사소요 시간이 짧음
- 심한 외상환자, 응급환자, MRI가 불가능한 폐쇄공포증 환자, 신체 내 금속성 물질 부착 환자도 검사가 가능
- 다방면의 검사와 3차원적인 영상화, Perfusion 검사, 가상내시경 검사 등이 가능

18. Axial, coronal 사진

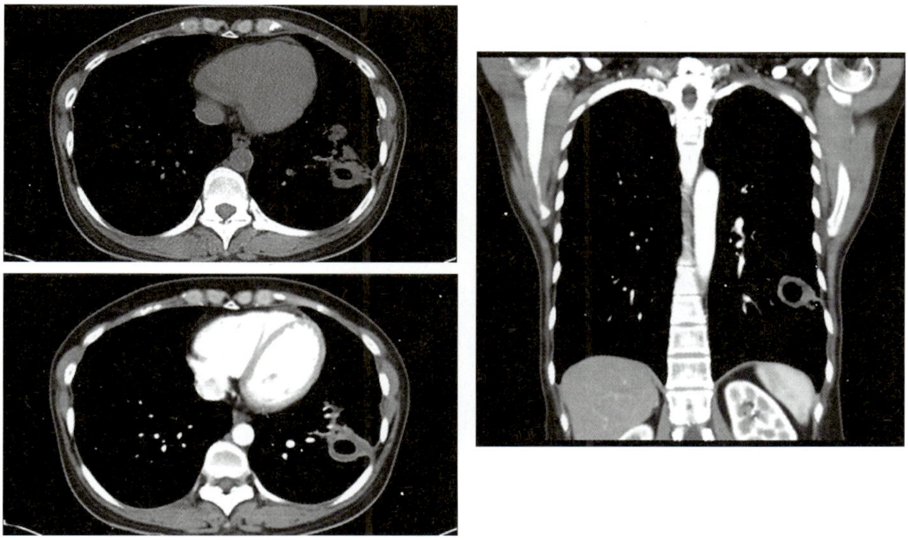

[그림 7-19] Axial, Coronal 사진

19. MIP(Maximum Intensity Projection)

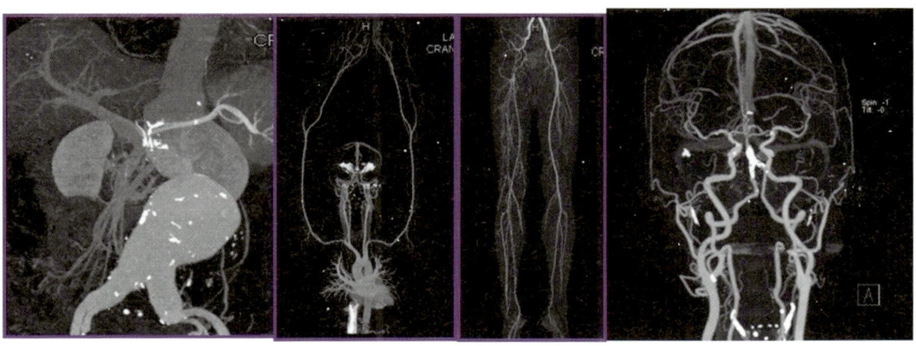

[그림 7-20] MIP

20. VRT(Volume Rendering Technique)

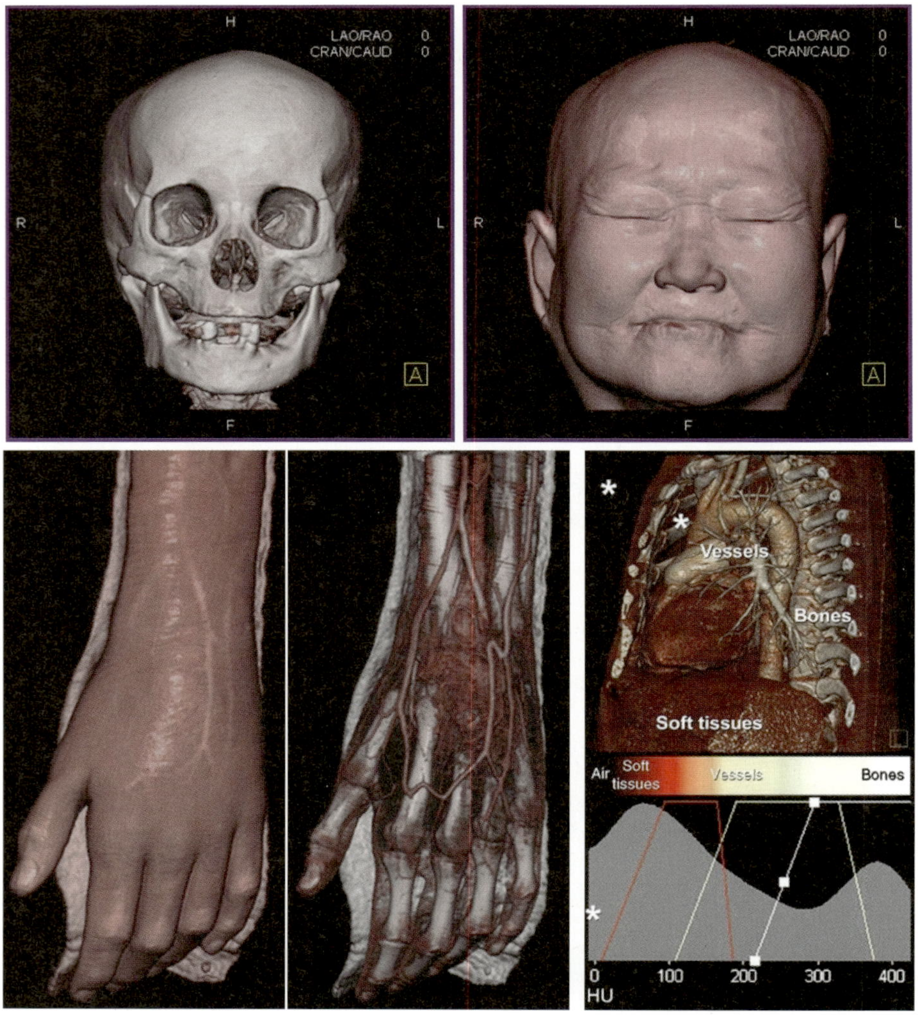

[그림 7-21] VRT

21. VE(Virtual Endoscopy)

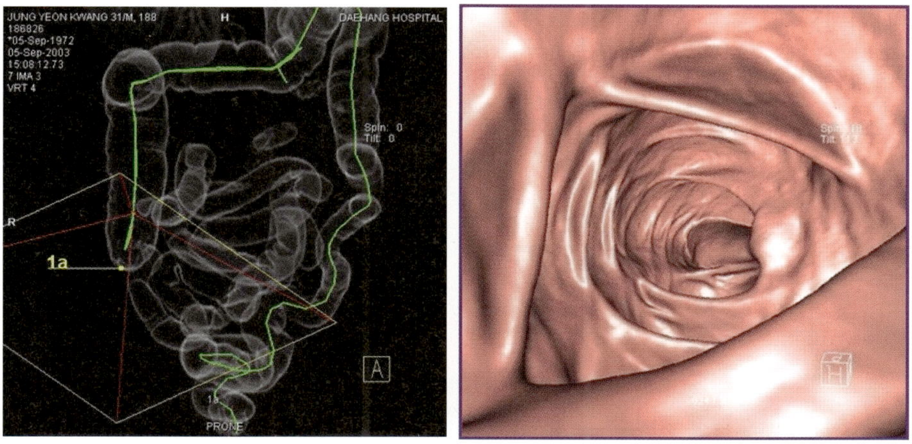

[그림 7-22] VE

22. CT 발전 방향 및 전망

- 고해상도(high definition)검출기의 개발 - 평판형 검출기 도입
- Scan coverage의 확대 - 현재 320채널(160 mm)
- Dual energy 영상의 이용 - 현재 Dual energy 256채널 사용 중임
- CT tube 및 generator의 성능 향상
- 영상의 질 향상
- 영상처리 기술의 향상
- 선량조절기술과 선량감소 - 영상의 질을 유지하면서 피폭선량을 감소시키는 기술과 노출 조건의 자동화에 관한 연구
- 동영상의 제공

23. MRI

- Magnetic Resonaence image(자기공명영상)
- 생체의 대부분을 구성하는 수소원자핵으로 구성됨
- 수소원자의 자기공명현상이 조직에 따라 다른 것을 이용함
- 공명의 세기, 공명의 시간적 변화와 속도를 화면상에서 명암으로 나타내는 것

공명이란?

- 물체가 가지고 있는 고유 진동주파수에 가까운 고주파에 노출되었을 때 일어나는 현상
- 공명진동수에서는 작은 힘의 작용에도 큰 진폭 및 에너지를 전달

1) 자기장 이용검사기

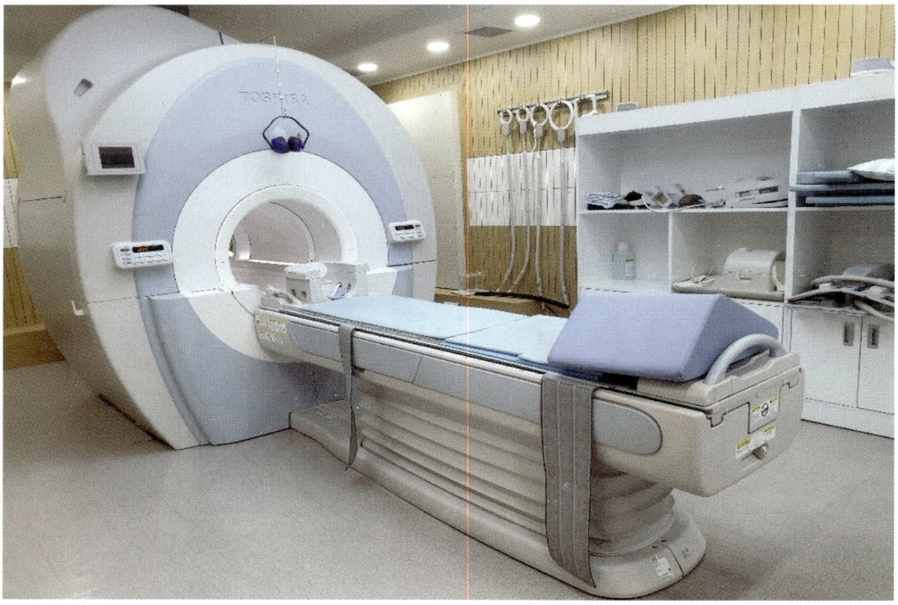

[그림 7-23] 자기장의 이용검사기

2) 자기장의 단위와 세기

- Gauss
- Tesla
- 1 Gauss = 5A의 전류가 coil에 흐를 때 1 cm 떨어진 곳에서의 자장의 세기
- 지구의 자장의 크기 = 0.5 Gauss
- 냉장고 문 = 50 Gauss
- 1 Tesla = 10,000 Gauss

3) 자석의 구분

(1) 세기로의 구분

- 저 자장(0.5 T 이하)
- 중 자장(0.5 T~1 T)
- 고 자장(1.5 T 이상)

(2) 형태상의 구분

- 영구자석 - 강자성 물질로 한번 자기 에너지가 주어지면 영구히 자속을 발생하는 자석, 작고 유지비가 적음
- 상전도 자석 - 코일에 전류를 흘려 자장을 만드는 방식
- 초전도 자석 - 현재 MRI 장비에 이용됨

4) 초전도 자석의 원리

- 초전도성 - 절대온도 0 K(−273)에서 물질의 저항이 없어지는 성질
- 초전도체 - 니오브 티타늄(niob−titanium)합금이 주로 사용
- 초전도체로 만들기 위한 냉매, −269℃의 LHe 사용 - 헬륨의 보존을 위해 냉각장치 필요
- 초전도 자석은 전류의 소모 없이 영구전류가 흘러 강력한 영구자석 만듦

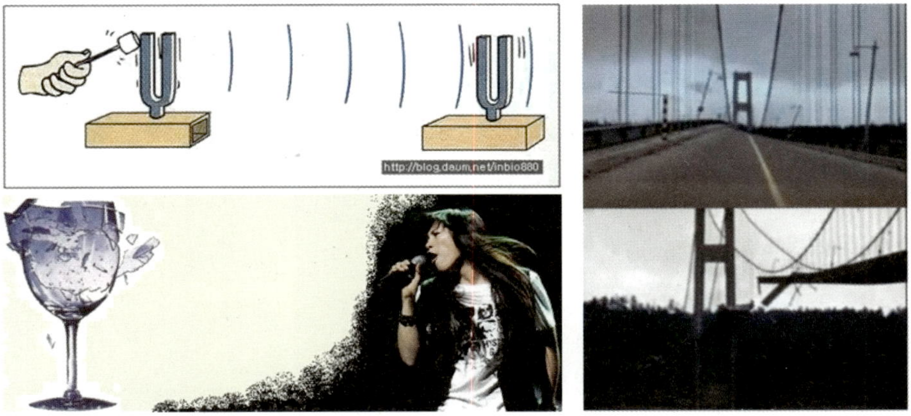

타코마협교

[그림 7-24] 공명

5) MRI의 역사

- 1946년 퍼셀연구진과 블락연구진 NMR현상 발견
- 1970년 NMR의 분석적 방법이 가능하게 됨
- 1980년 Edelstein MRI영상을 만들어 냄
- 1984년 국내 최초 영구자석 MRI설치(서울 신화병원)
- 1987년 국내 최초 초전도 MRI설치(서울대학교병원)
- 현재 3.0T MRI가 사용되고 있음

6) 수소의 원자를 이용

- 인체의 구성성분 중 대부분 약 70% 물
- 수소는 양성자 1개와 전자 1개로 구성
- 수소의 전자는 다른 원자의 전자와 공유결합
- 짝수의 질량수를 가진 핵은 각기 반대방향으로 회전하여 순회전이 없음
- 수소 양자는 1개(홀수) - 자기장이 상쇄되지 않고 존재

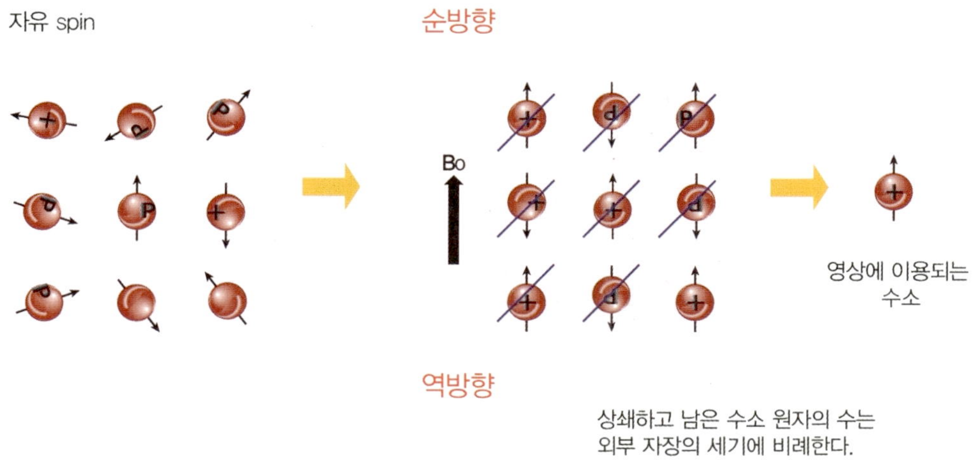

[그림 7-25] 수소의 원자를 이용

7) 자전(SPIN)

- 그들의 에너지를 최소화
- 공기와의 마찰을 최소화하려고 하는 것

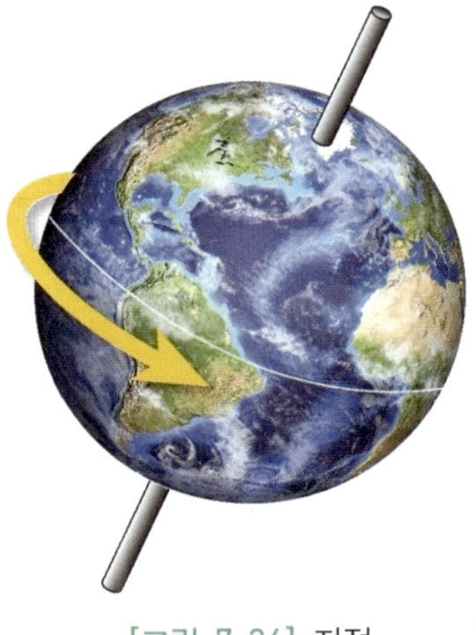

[그림 7-26] 자전

8) 자기모멘트

- 전하를 가지는 어떤 입자가 자전을 할 때 그 둘레에 조그마한 자장

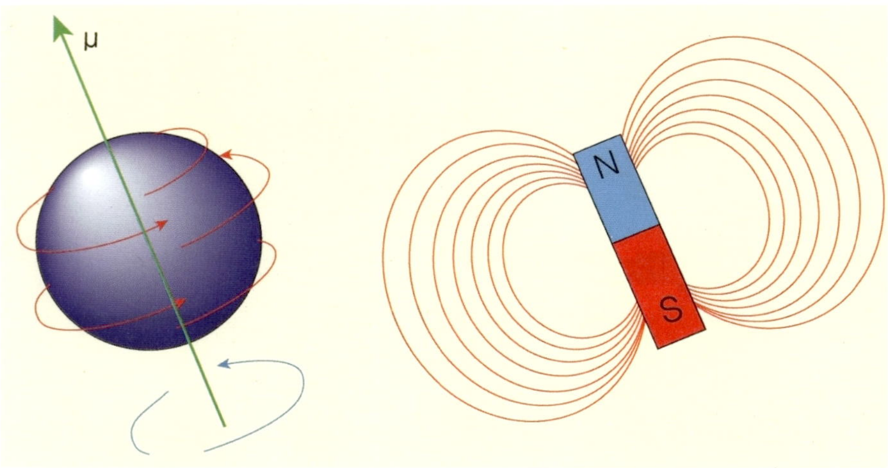

[그림 7-27] 자기모멘트

9) 자장 내에서 벌어지는 상황

- 외부 자기장과 나란하게 정렬
- 양성자들은 일정한 방식에 의해 회전 운동
- 자장의 자기력선의 힘에 비례하여 따라 자전과 공전, 운동(세차운동)의 모습이 마치 팽이가 도는 모습과 같음

$$\omega_0 = \gamma \times \beta_0$$

β_0 = 외부 자장의 세기(1T=10000 Gauss)
γ = 자기 회전비(MHz/T)
ω_0 = 세차 주파수

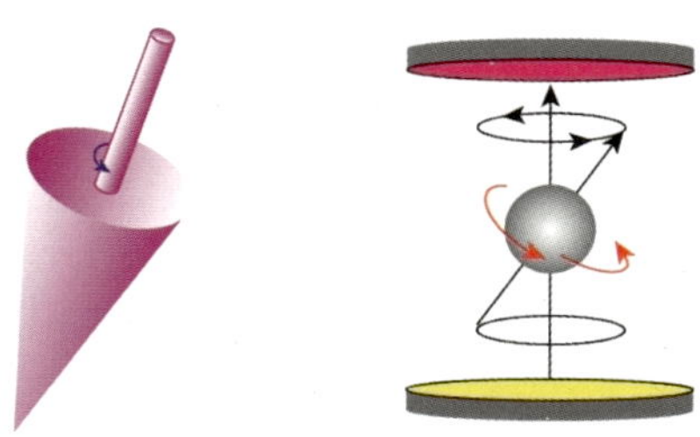

[그림 7-28] 자장 내에서 벌어지는 상황

10) 환자를 자기장 내에 두면?

• 환자를 MR 자석 내에 두면 양성자(수소의)들이 외부 자장에 따라 배열

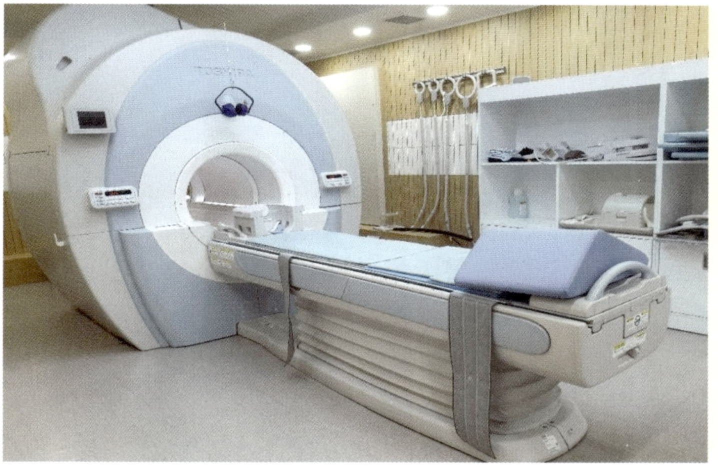

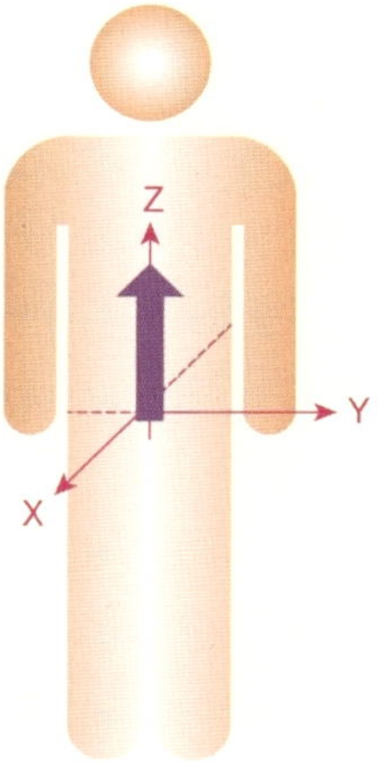

[그림 7-29] 환자가 자기장 내에 있을 때

11) 각 조직 간의 구별 방법

• 각 조직의 수소 원자 밀도 차이, 수소 원자핵을 둘러싸고 있는 화학적 환경, 물리적 상태에 따른 이완 시간의 차이로 각 조직들의 구별이 가능

12) 이완(Relaxation)

• T1, T2의 이완시간은 동시에 일어나지만 서로 별개의 과정이며 T2 이완시간이 항상 빠름
물질에 따라 다른 고유의 값이므로 여러 조직 간의 대조도를 얻을 수 있음

• T1 이완 – 횡자화되었던 수소원자가 종자화되는데, 이 종자화가 총 63% 회복되는데 필요한 시간이며 이 시간은 같은 원자라도 주변 결합에 따라, 조직에 따라 다름

• T2 이완 – 핵스핀이 공명에 의해 동위상(inphase)을 얼마나 지속하는가를 나타내는 양으로 횡축 자화가 37% 남을 때까지의 시간

13) T1 이완 영상

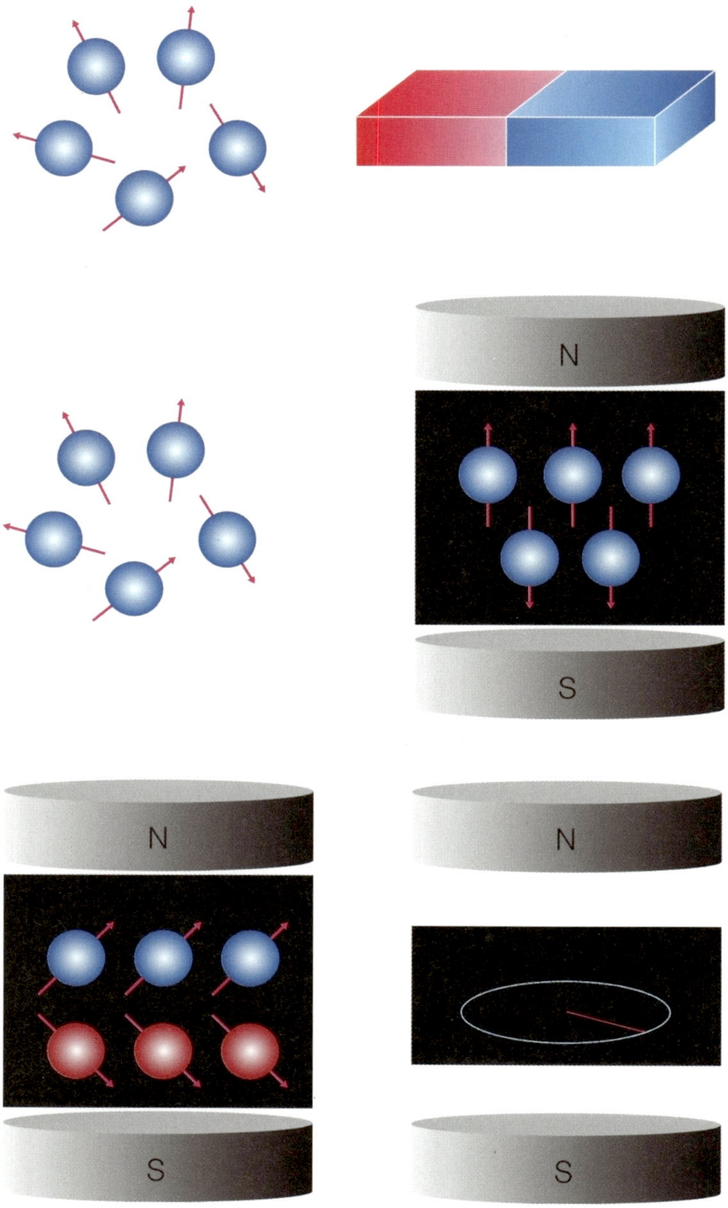

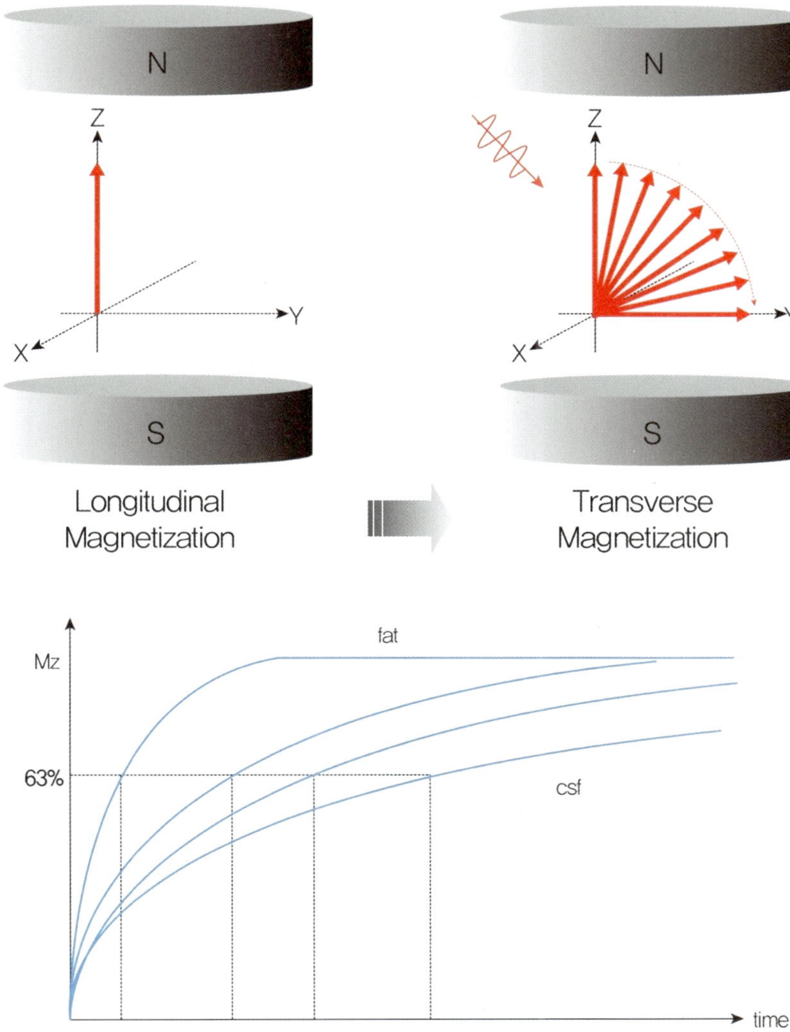

(신호의 크기: 물 성분 신호 < 지방 성분 신호)

[그림 7-30] T1 이완 영상

14) T2이완 영상

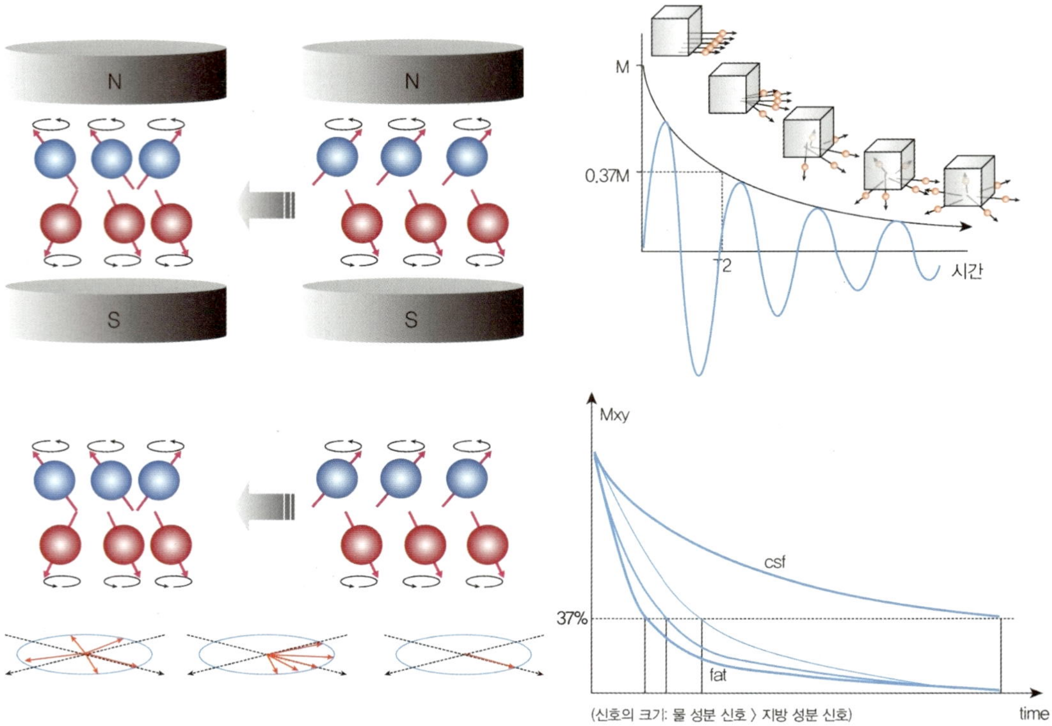

[그림 7-31] T2 이완 영상

15) 영상을 만드는 원리

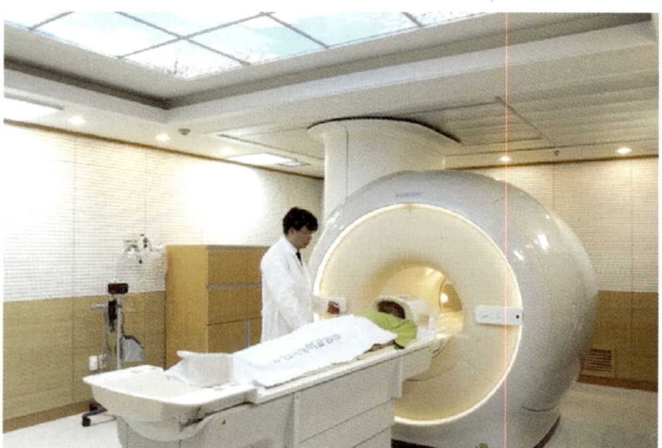

초전도 자석

↓

고주도 자석

↓

몸에서 신호방출

↓

코일에 의한 신호 증폭

↓

영상화

[그림 7-32] 영상을 만드는 원리

16) T1영상과 T2영상

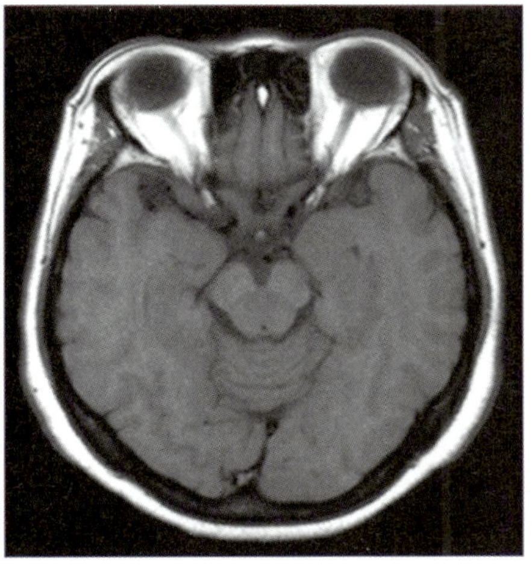

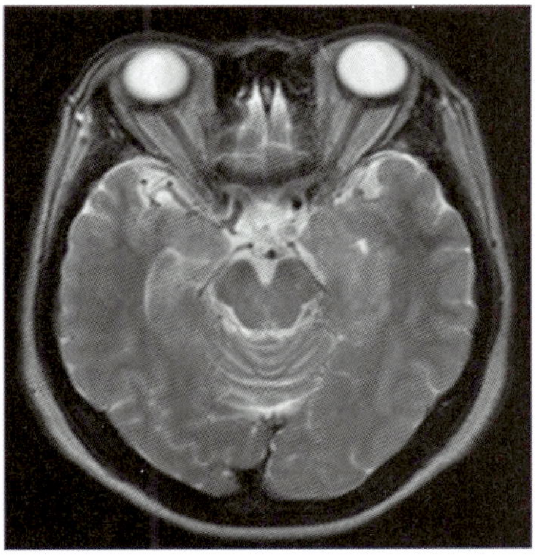

T1 AXIAL T2 AXIAL

[그림 7-33] T1영상과 T2영상

17) MRI장비의 구성

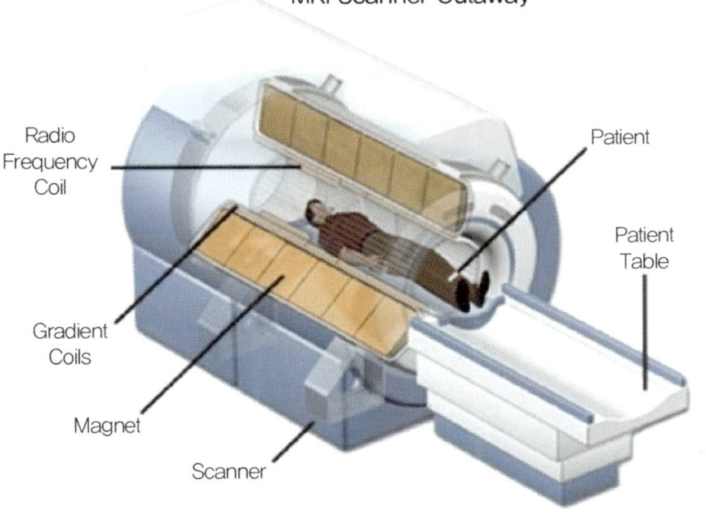

[그림 7-34] MRI장비의 구성

18) MRI의 특징

- 자장, 비전리 방사선인 라디오파 이용
- 방사선 검사에 반하여 방사선 피폭이 없음
- 조영제 없이 조직 병변의 양질의 대조도를 얻음 - 연부조직 대조도 우수(중추신경계)
- 환자의 체위 변환 없이 다방향 촬영
- 생화학, 물리학적, 기능적인 정보 획득

19) MRI의 단점

- 소화기 계통은 motion artifact 때문에 검사에 지장이 있음
- scanning time이 김
- 응급환자 및 심박동기, 금속이식환자는 검사할 수 없음
- 폐쇄공포증 환자는 촬영이 어려우며 또한 care가 CT보다 어려움
- 설치비 및 유지 보수비가 높음(액체 헬륨 보충)
- 석회화 조직은 수소 원자핵을 가지지 않아 그에 관한 정보 획득이 어려움

20) MRI실 RF차폐

- MRI는 RF대역의 Frequency 이용하므로 외부 RF파는 Noise
- MR 고유의 영상 획득을 위해 MR Room은 외부 RF 차폐 - 동판, 아연함석판

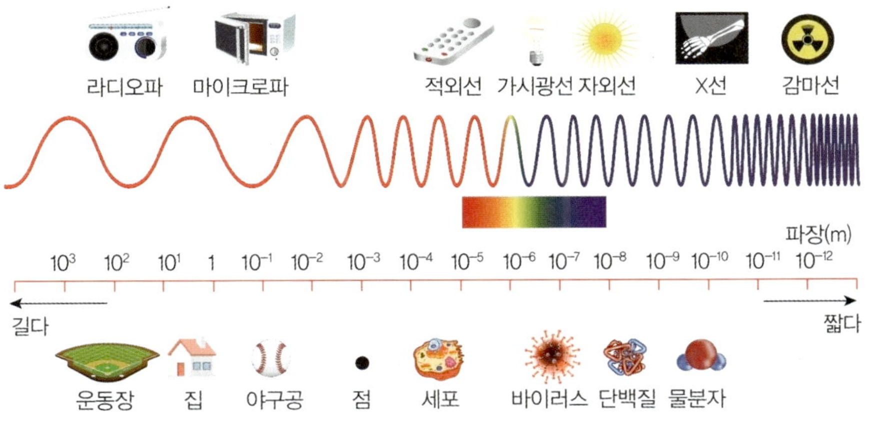

[그림 7-35] MRI실 RF차폐

▶ **MRI의 안전**

1) 심박동기, 인슐린 펌프, 인공 심판막, 인공관절 등 수술로 인한 금속 물질, 치아 보철 등 교정용 금속물질, 심경자극기, 금속성 피임기구, 뇌동맥 및 기타 동맥클립, 금속성 파편 등 기타 금속성 물질 등
2) 안경, 시계 및 귀금속, 은행 카드 및 신용카드류, 의치, 보청기, 열쇠, 동전, 볼펜, 안전핀, 브래지어, 거들, 가발, 무선호출기나 핸드폰, 머리핀, 기타 금속성 물질 및 자성의 테이프 등
3) Patient Positioning 시에 정확한 자세 및 최대한 쾌적하고 편한 자세 요망
4) 검사 시에 소음에 대한 주의 요망
5) 필요에 따른 환자 상태 점검 요망
6) 심리적인 안정 상태 수시 점검 요망
7) 관계자 외 출입금지

폐쇄공포증

약 2%의 환자가 폐쇄공포증을 느낌

- 환자에게 MR 검사를 하기 전 검사 요령 설명
- 환자의 눈을 감게 하거나 음악을 틀어줌
- 검사실 안을 밝게 하거나 공기 순환을 증가시킴
- 검사실 안으로 보호자를 동반함
- 검사 도중 환자에게 친절하게 이야기를 해줌
- 거울을 통하여 검사자를 볼 수 있게 해줌
- 진정제를 투여하여 수면 유도

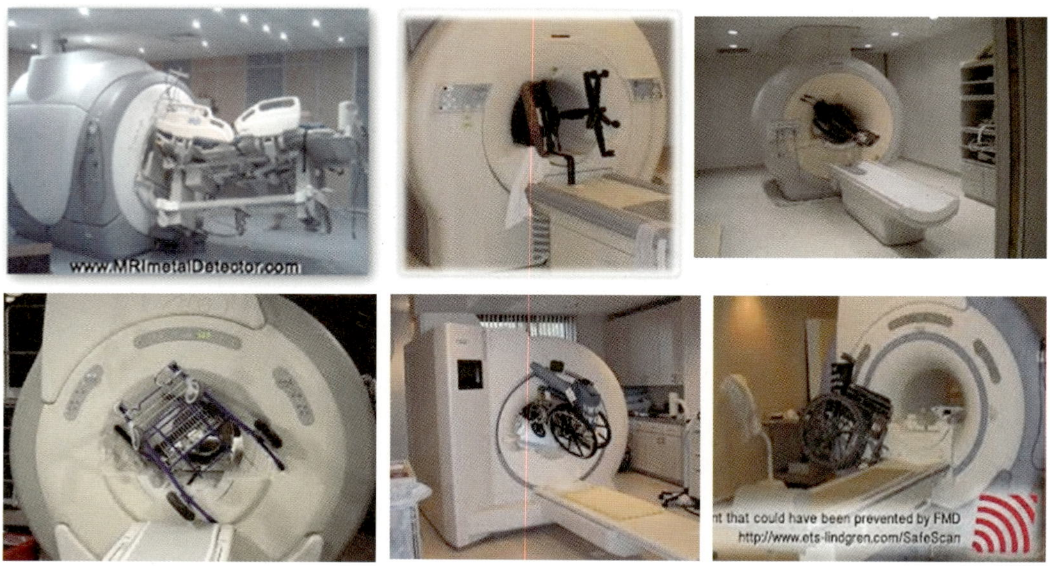

[그림 7-36] MRI의 안전

24. 조영제(Contrast Medium)

(1) 정의

- 인체 내에 투입하여 조직의 방사선 투과도 차이를 극대화해서 방사선 영상에서 조직이 구분될 수 있게 하는 물질[요오드(iodine), 또는 황산바륨($BaSo_4$) 등의 성분이 사용]

(2) 양성 조영제(수용성과 유용성 조영제로 구분)

- 주위 조직보다 방사선 흡수가 매우 높아 사진에서 흰 음영으로 나타남
- 수용성(요오드), 유용성(리피오돌), 비수용성 현탁제(황산바륨) 등

(3) 음성조영제

- 조직보다 방사선을 적게 흡수하는 물질로 사진에서 검은 음영으로 나타남
- 공기, 산소, 질소, 이산화탄소 등

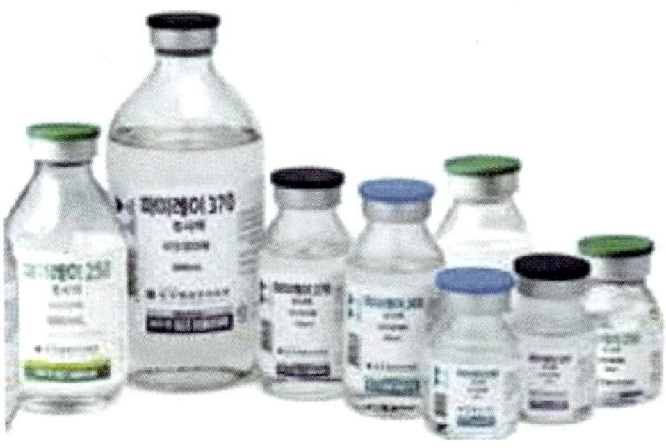

CT조영제

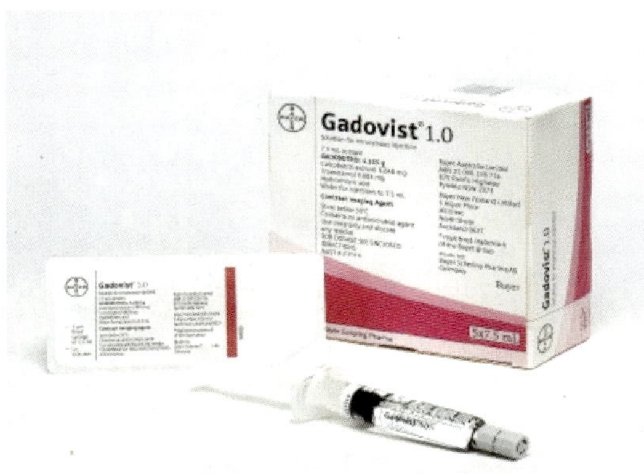

MRI 조영제

[그림 7-37] 조영제

1) 조영제의 구비조건

- 주위조직과 적절한 대조도를 형성할 것(원자번호가 높을 것)
- 인체에 무해, 무자극이며 맛, 냄새, 빛깔이 없을 것
- 생화학적으로 안정된 물질
- 적절한 지속성을 가질 것
- 목적장기에 신속하고 쉽게 주입될 수 있을 것
- 검사 후 신속히 체외로 배설 또는 제거되기 쉬울 것
- 가격이 저렴할 것

2) 위장관 조영술: 바륨

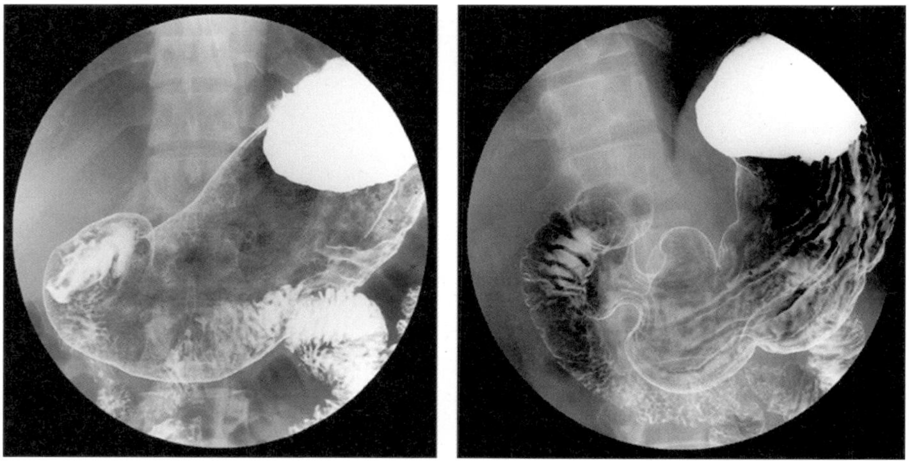

[그림 7-38] 위장관 조영술(바륨)

3) CT 촬영: 수용성 요오드 조영제

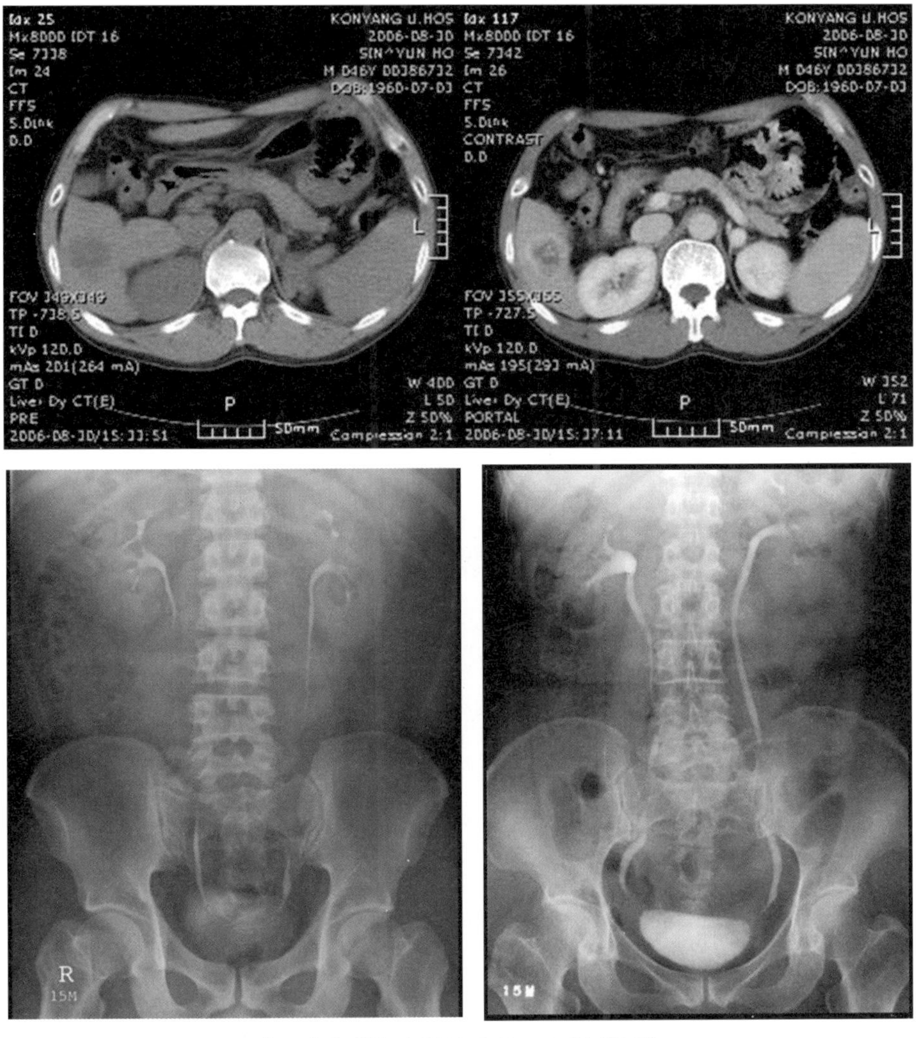

[그림 7-39] 수용성 요오드 조영제(IVP)

간세포암(HCC)

- 정상 간세포의 혈류는 간동맥 25%, 문맥 75%를 공급
- 간세포암은 80~90%가 간동맥에서 혈류 공급
- 동맥상에서 간암세포가 고음영(Enhance), 문맥상에서 빨리 유실(wash out)되는 것이 특징
- 종양의 가운데 부분이 괴사가 있으면 저음영으로 보임

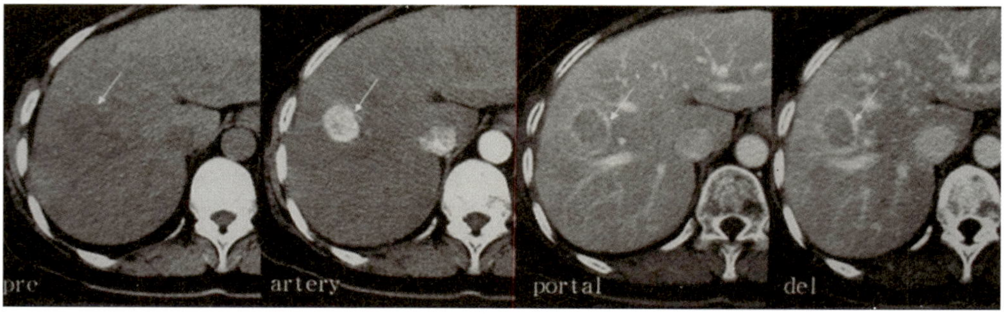

[그림 7-40] 간세포암

혈관종(Hemangioma)

- 조직적으로 혈액이 채워져 있는 혈관 덩어리
- 조영제 주입 전에는 혈관과 같은 저농도
- 종양의 주변부부터 중심을 향하여 조영되는 게 특징
- 오랫동안 조영제를 포함하고 있으므로 지연기에서 감별

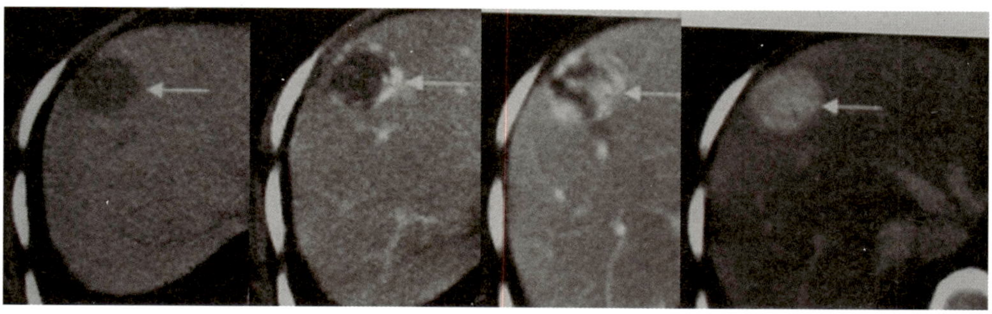

[그림 7-41] 혈관종

4) 혈관조영술: 수용성 요오드 조영제

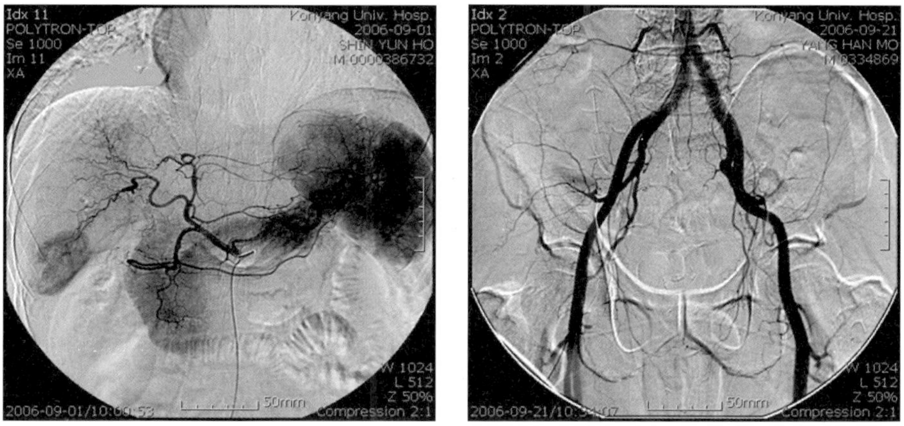

[그림 7-42] 수용성 요오드 조영제(혈관조영술)

5) MRI: 가돌리늄 조영제

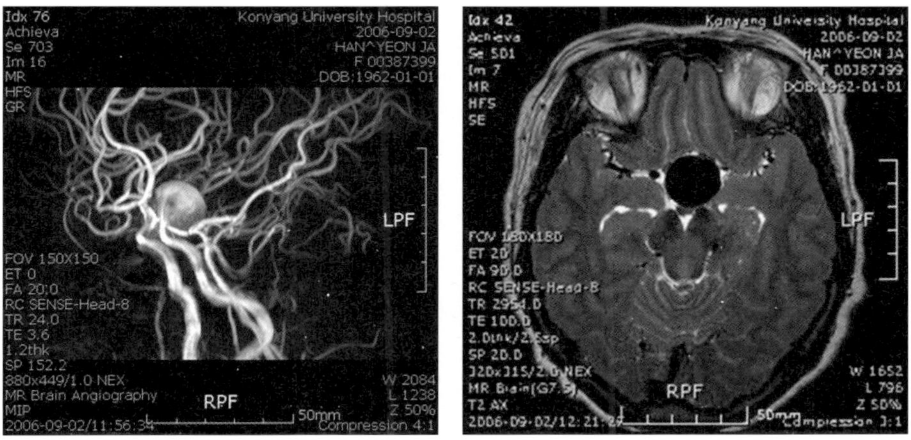

[그림 7-43] 가돌리늄 조영제(MRI)

구조, 이온성, 삼투압

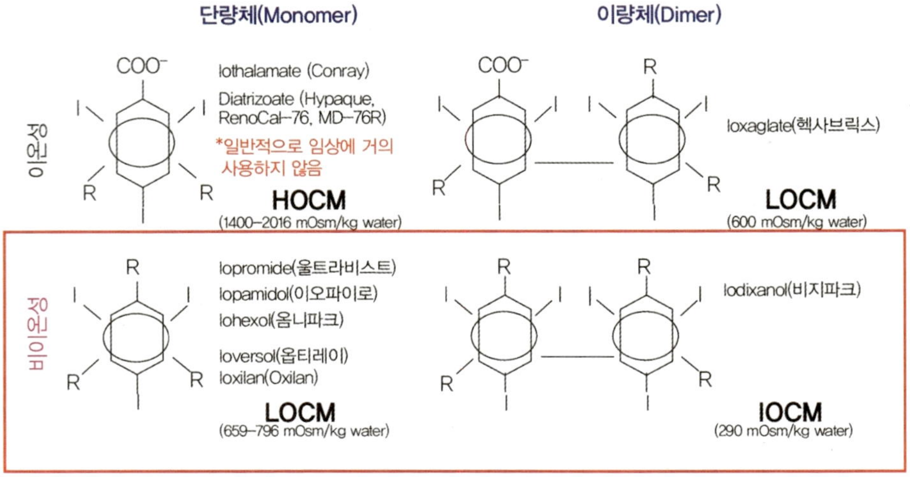

[그림 7-44] 구조, 이온성, 삼투압

6) 대체 조영제

(1) 이산화탄소

: 알레르기 반응과 콩팥 독성이 없음, 신경계 독성으로 횡경막 아래에서만 사용

(2) 가돌리늄 조영제

: 요오드 조영제의 심각한 부작용 환자, 방사선 요오드 치료를 해야 하는 환자, 고용량 사용금지

7) 조영제 주입 방법

(1) Oral(경구법-내복)

: 위, 십이지장, 소장 등의 소화기계통(황산비륨) 담낭조영(유기 요오드계)

(2) tube Catheter(M-A, sellink 등)에 의해 장기에 조영제를 직접 주입

: Angiography, 십이지장, 대장(황산바륨 + 공기), 기관지(유용성 조영제)

(3) I · V(정맥주사)

: CT촬영, 대사흡수 배설작용을 이용하는 경우에는 담도 · 신우 · 요도조영(신장)

(4) direct puncture(직접천자)

: 뇌척수강(myelography), 관절강

8) 조영제의 특성

(1) 친수성(hydrophilicity)

- 친수성이 클수록 체내에서 독성이 감소

(2) 삼투압(osmolality)

- 삼투압이 낮을수록 조영제 부작용이 낮아짐

(3) 점도(viscosity)

- 온도와 반비례 – 따뜻하게 하면 점도가 낮아짐
- 농도와 비례

9) Contrast media

(1) 조영 증강의 3시기

- 동맥기(arterial phase) – 대동맥과 간동맥
- 문맥기(portal phase) – 간실질
- 평형기(equilibrium phase) – 혈관과 간실질 평형

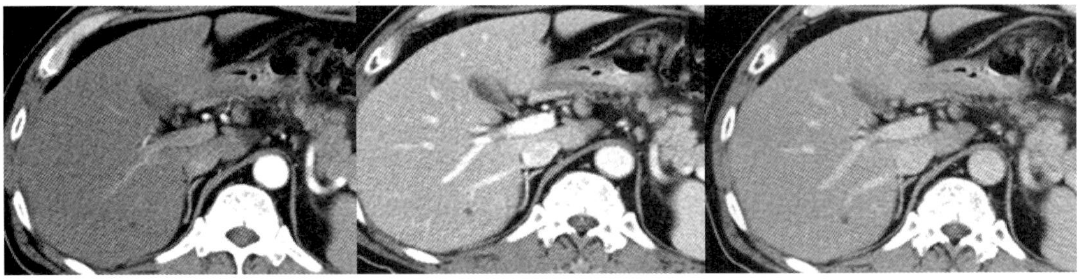

[그림 7-45] 조영 증강의 3시기

(2) 배설

- 사구체 여과: 95%
- 대사성 배출: 1~5%
- 1시간: 50%, 24시간: 95~99%

(3) 부작용

- 경도: 구토, 피부발작, 발열, 가려움, 두드러기
- 중증: 오한, 안면창백, 호흡곤란, 혈압강하, 천시, 경련, 맥박증가

(4) 심각한 부작용의 대처요령

- 맥박 측정
- 기도 유지
- 복부 압박 제거
- 환자 다리를 올린다.
- 산소 공급
- IV Setting

10) 부작용 방지를 위한 환자 간호

(1) 검사 전

- 검사 전 환자 체크사항 확인
- 병력 및 검사 동의서 확인, 조영제 사전 반응 검사
- 조영제의 적정 온도 유지
- 부작용이 있었던 환자의 경우 적절한 전 처치

(2) 검사 중

- 적절한 IV route
- 반응에 대한 설명
- 주입 시 환자 상태의 주의관찰
- 응급카트 구비

조영제 사용 시 주의할 환자

- 노약자(소아, 노인)
- 당뇨병 환자(diabetics)
- 심질환자(cardiac impairment)
- 신장 질환자(renal impairment)
- 기왕력의 조영제 과민환자
- 기왕력의 알러지 환자

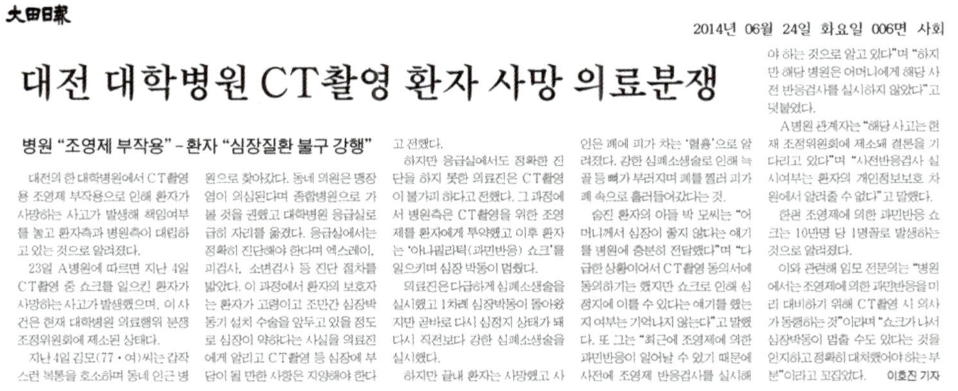

大田日報

2014년 06월 24일 화요일 006면 사회

대전 대학병원 CT촬영 환자 사망 의료분쟁

병원 "조영제 부작용" – 환자 "심장질환 불구 강행"

대전의 한 대학병원에서 CT촬영용 조영제 부작용으로 인해 환자가 사망하는 사고가 발생해 책임여부를 놓고 환자측과 병원측이 대립하고 있는 것으로 알려졌다.

23일 A병원에 따르면 지난 4일 CT촬영 중 쇼크를 일으킨 환자가 사망하는 사고가 발생했으며, 이 사건은 현재 대학병원 의료행위 분쟁 조정위원회에 제소된 상태다.

지난 4일 김모(77·여)씨는 갑작스런 복통을 호소하며 동네 인근 병원으로 찾아갔다. 동네 의원은 맹장염이 의심된다며 종합병원으로 가볼 것을 권했고 대학병원 응급실로 급히 자리를 옮겼다. 응급실에서는 정확히 진단해야 한다며 엑스레이, 피검사, 소변검사 등 진단 절차를 밟았다. 이 과정에서 환자의 보호자는 환자가 고령이고 조만간 심장박동기 설치 수술을 앞두고 있을 정도로 심장이 약하다는 사실을 의료진에게 알리고 CT촬영 등 심장에 부담이 될 만한 사항은 지양해야 한다고 전했다.

하지만 응급실에서도 정확한 진단을 하지 못한 의료진은 CT촬영이 불가피 하다고 전했다. 그 과정에서 병원측은 CT촬영을 위한 조영제를 환자에게 투약했고 이후 환자는 '아나필라틱(과민반응) 쇼크'를 일으키며 심장 박동이 멈췄다.

의료진은 다급하게 심폐소생술을 실시했고 1차례 심장박동이 돌아왔지만 곧바로 다시 심정지 상태가 돼 다시 직전보다 강한 심폐소생술을 실시했다.

하지만 끝내 환자는 사망했고 사인은 폐에 피가 차는 '혈흉'으로 알려졌다. 강한 심폐소생술로 인해 늑골 등 뼈가 부러지며 폐를 찔러 피가 폐 속으로 흘러들어갔다는 것.

숨진 환자의 아들 박 모씨는 "어머니께서 심장이 좋지 않다는 얘기를 병원에 충분히 전달했다"며 "다급한 상황이어서 CT촬영 동의서에 동의하기는 했지만 쇼크로 인해 심정지에 이를 수 있다는 얘기를 했는지 여부는 기억나지 않는다"고 말했다. 또 그는 "최근에 조영제에 의한 과민반응이 일어날 수 있기 때문에 사전에 조영제 반응검사를 실시해야 하는 것으로 알고 있다"며 "하지만 해당 병원은 어머니에게 해당 사전 반응검사를 실시하지 않았다"고 덧붙였다.

A병원 관계자는 "해당 사고는 현재 조정위원회에 제소돼 결론을 기다리고 있다"며 "사전반응검사 실시여부는 환자의 개인정보보호 차원에서 알려줄 수 없다"고 말했다.

한편 조영제에 의한 과민반응 쇼크는 10만명 당 1명꼴로 발생하는 것으로 알려졌다.

이와 관련해 임모 전문의는 "병원에서는 조영제에 의한 과민반응을 미리 대비하기 위해 CT촬영 시 의사가 동행하는 것"이라며 "쇼크가 나서 심장박동이 멈출 수도 있다는 것을 인지하고 정확히 대처했어야 하는 부분"이라고 꼬집었다. 이호진 기자

[그림 7-46] 조영제 사용 시 주의할 환자

(3) 검사 후

- 부작용 발생 가능성에 대하여 설명
- 부작용 환자의 기록 관리

11) 혈관외 유출(Extravasation)

- CT검사 시 자동조영제 주입기를 통한 빠른 조영제 주입으로 인해 조영제가 혈관 밖으로 새어 피부 및 피하조직을 손상시킴
- 심한 경우 근막 구획증후군이 생겨 근막절개술을 시행하여야 함

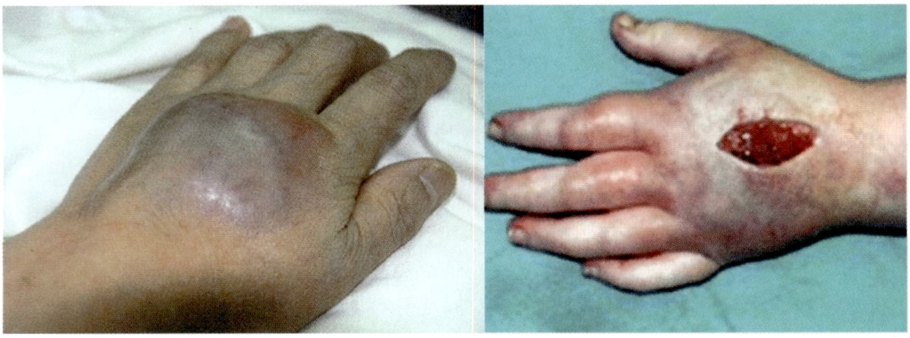

[그림 7-47] 혈관 외 유출

제8장 초음파

1. Probe

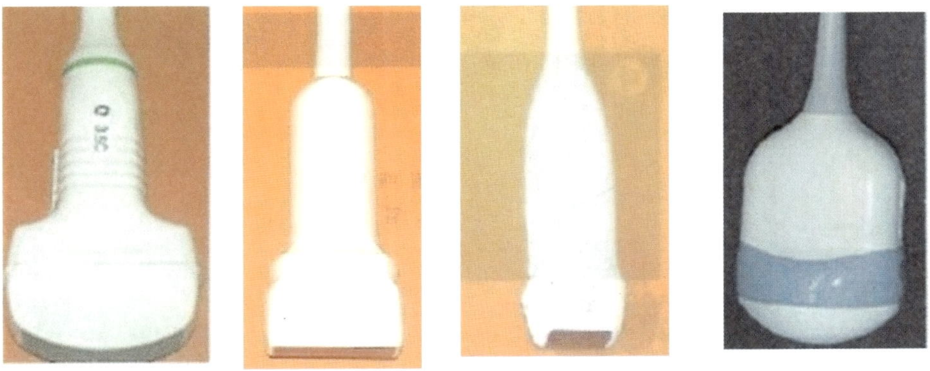

Convex　　Linear　　Sector　　3-D Probe(2-5 MHz)

[그림 8-1] Probe

2. 초음파

1) Ultrsound: 가청영역(16~20000 Hz) 이상의 음파

- 강한 진동, 에너지
- 진단영역 초음파(1~10 MHz)

2) 초음파 발생: 전기 → 음파 → 전기

3) 압전효과(piezoelectric effect) - Pierre Curie(1881)

3. 초음파검사

1) 초음파(Ultrasonography): 초음파를 인체 내로 보내고 반사되어 나오는 초음파를 되받아서 영상화

- 강도(밝기, 에코), 방향, 깊이

2) 조직의 성분과 구성에 따라서 그 밝기(에코)가 다르게 표현됨

4. 초음파의 안전성

- 초음파에너지 조직흡수 → 열, 조직괴사, 파괴
- 진단영역 초음파: 안전, 태아초음파를 여러 번 받아도 안전함

  ※ 임신초기: 도플러, 3차원 초음파 자제

5. 초음파 검사의 장, 단점

1) 초음파 검사의 장점

- X-선 피해가 없는 영상 진단법
- 사용이 간편, 검사가 용이
- 부피가 작고, 이동성
- 원하는 모든 방향의 영상
- 움직임을 관찰
- 길이, 면적, 부피, 혈류속도, 혈류량
- 조직검사, 중재시술

2) 초음파 검사의 단점

- 검사자의 지식과 기술에 좌우됨
- 적용부위의 제한: 뼈, 폐, 소장, 대장
- 피사체의 조건에 따른 영향: 비만, 태아의 위치, 자세

6. 초음파 검사의 종류

- 회색도초음파
- 도플러초음파
- 색초음파 / 출력 초음파
- 삼차원(입체)초음파

1) Abdomen Sonogram

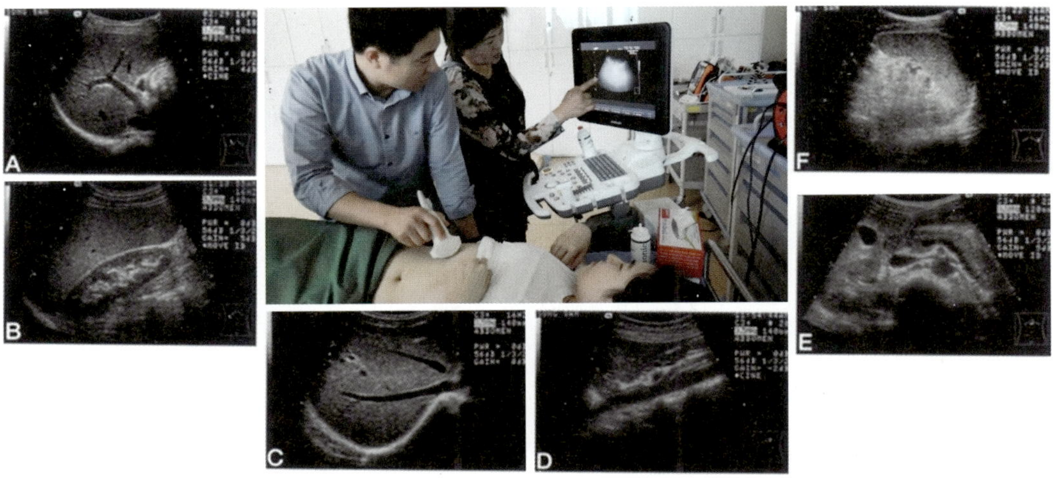

[그림 8-2] Abdomen Sonogram

2) Liver Sono

▶ 오른갈비아래 스캔(Subcostal)

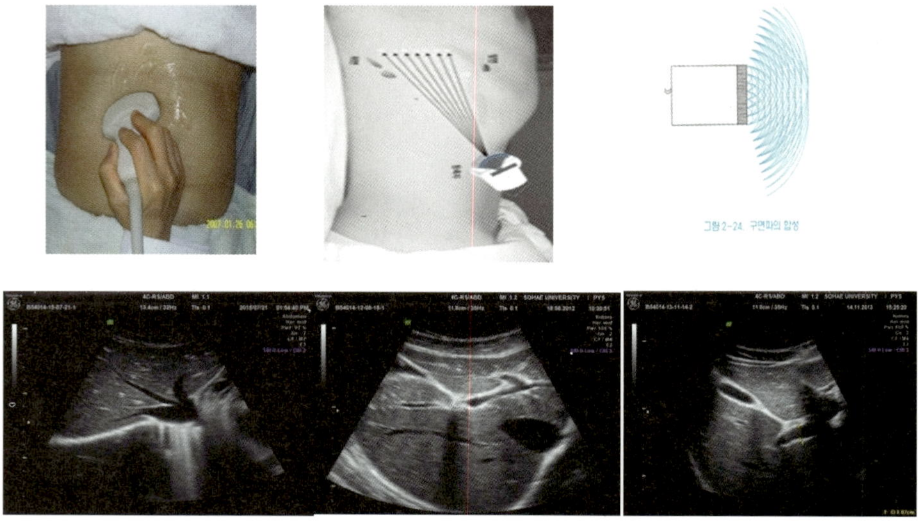

[그림 8-3] 오른갈비아래 스캔

▶ 간좌엽(세로 Longi Scan)

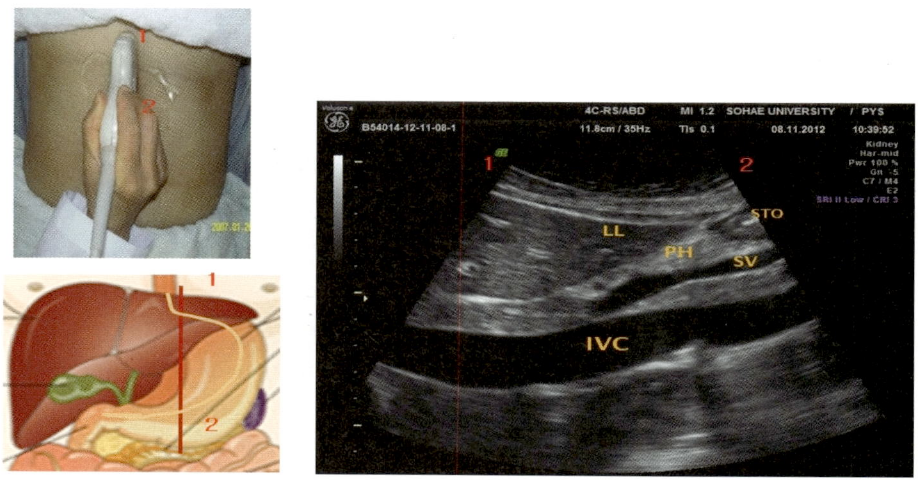

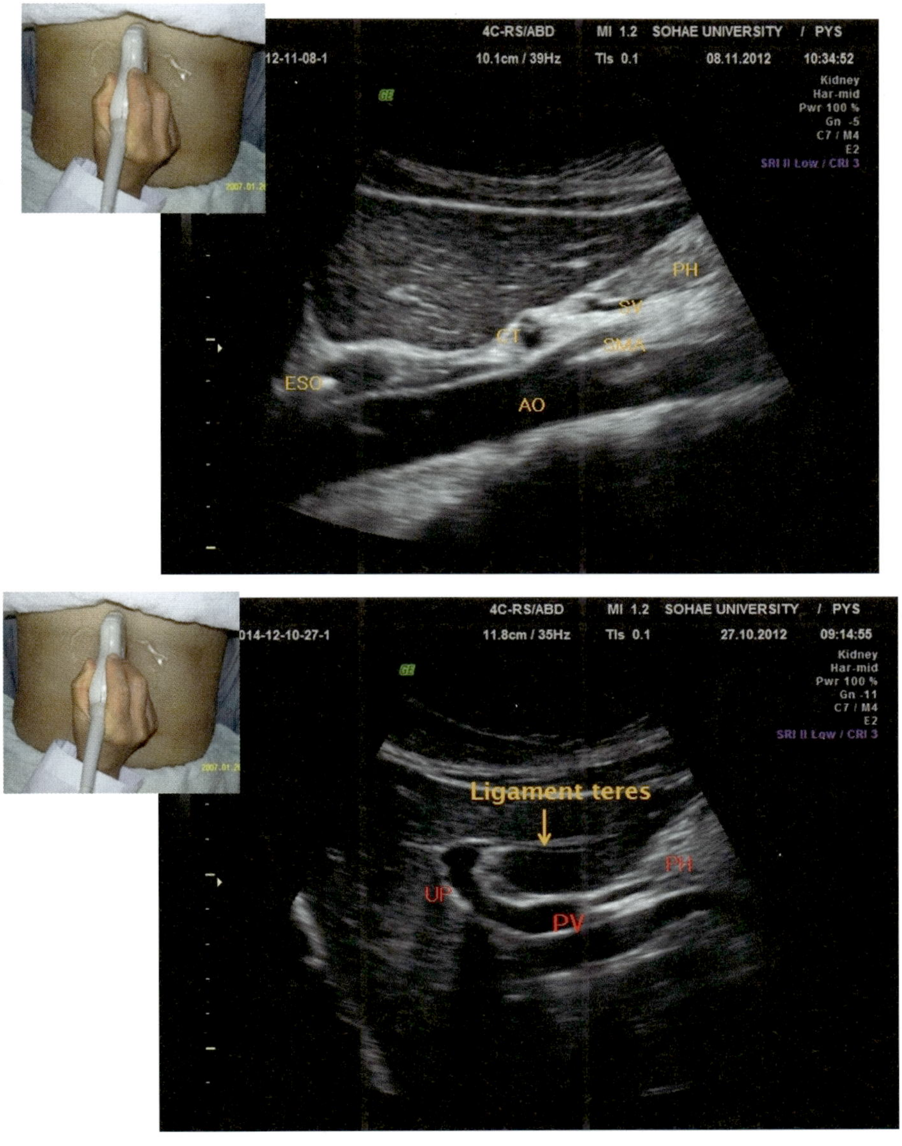
4C-RS/ABD
MI 1.2 SOHAE UNIVERSITY / PYS
12-11-08-1
10.1cm / 39Hz
TIs 0.1
08.11.2012
10:34:52
Kidney
Har-mid
Pwr 100 %
Gn -5
C7 / M4
E2
SRI II Low / CRI 3
PH
SV
CT
SMA
ESO
AO
4C-RS/ABD
MI 1.2 SOHAE UNIVERSITY / PYS
014-12-10-27-1
11.8cm / 35Hz
TIs 0.1
27.10.2012
09:14:55
Kidney
Har-mid
Pwr 100 %
Gn -11
C7 / M4
E2
SRI II Low / CRI 3
Ligament teres
PH
UP
PV

[그림 8-4] 간좌엽

▶ 간중엽(Middle Lobe), 오른갈비아래(Subcostal Scan)

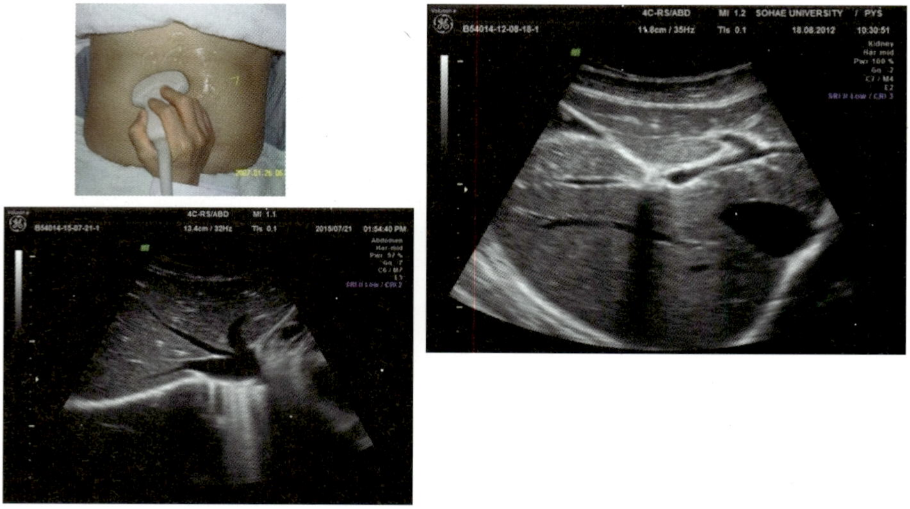

[그림 8-5] 간중엽

▶ 간우엽(Rt Lobe): 문맥, 오른갈비사이(Rt intercostal Scan)

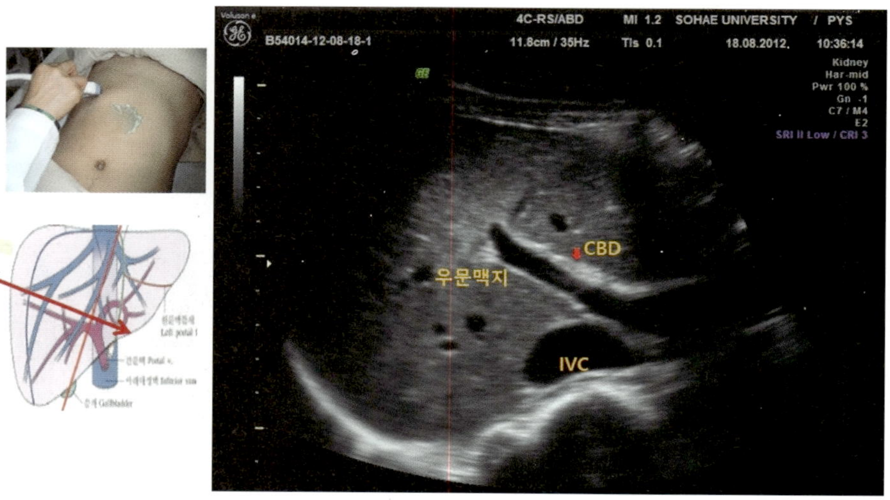

[그림 8-6] 간우엽

▶ 간경화(Liver cirrhosis)

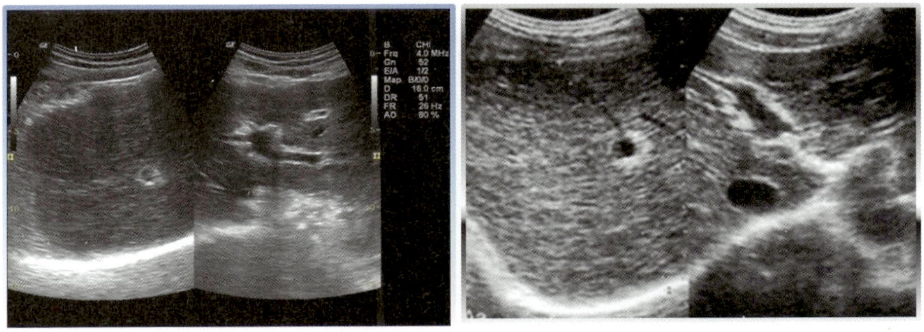

Rt lobe 위축, Lt lobe 종대

[그림 8-7] 간경화

▶ Ascitis(복수)

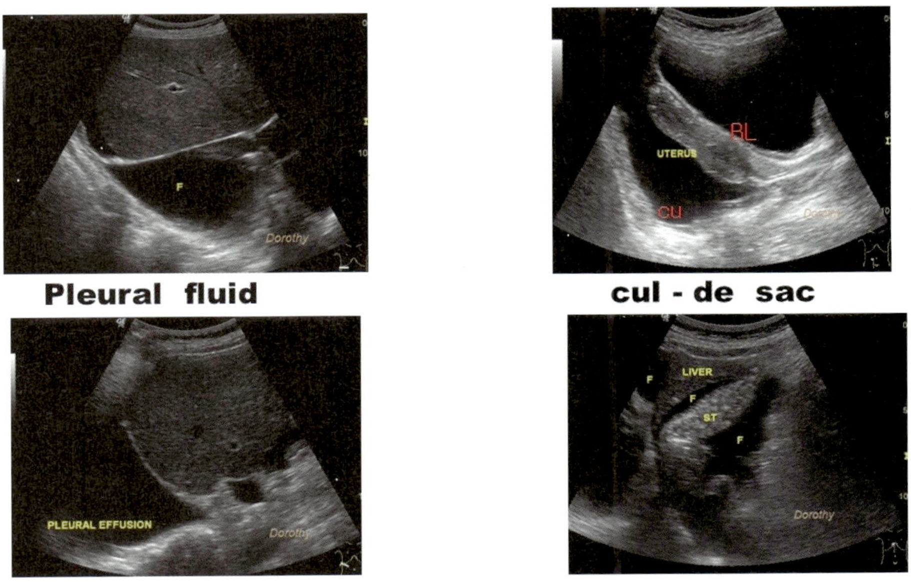

[그림 8-8] Ascitis(복수)

▶ 혈관종(Hemangioma)

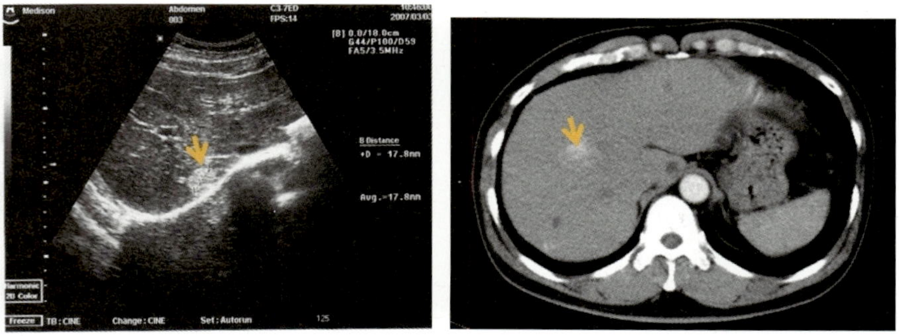

Mirror artifact　　　　　　　　　　Aterial phase

여성에 호발, 간피막이나 정맥혈관 부근에 발생, 대부분 밝게 보임

[그림 8-9] 혈관종

▶ 간세포암(Hepato cellular ca)

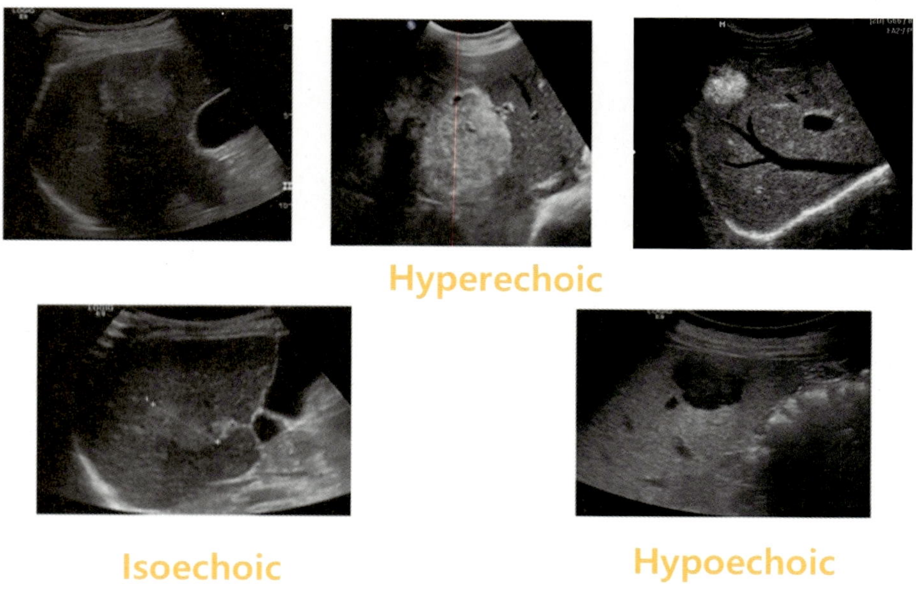

[그림 8-10] 간세포암

▶ 낭종(Cyst)

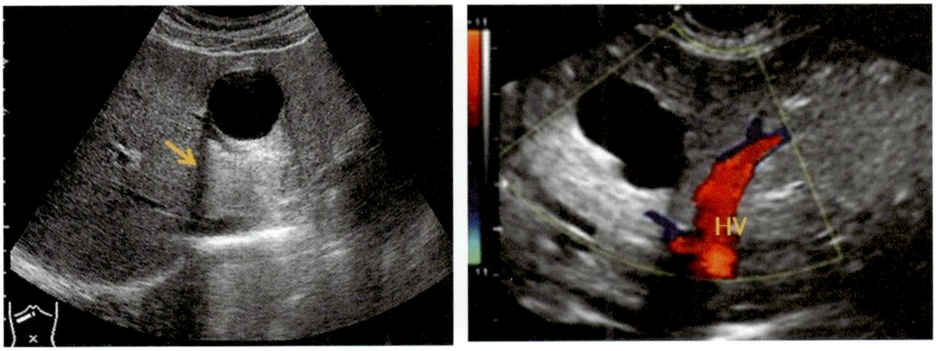

Lateral artifact: 굴절효과: 음속변화

무에코, 후방음영증가, 벽의 두께 감소, 원형

[그림 8-11] 낭종

3) GB Sono

▶ 쓸개(GB)

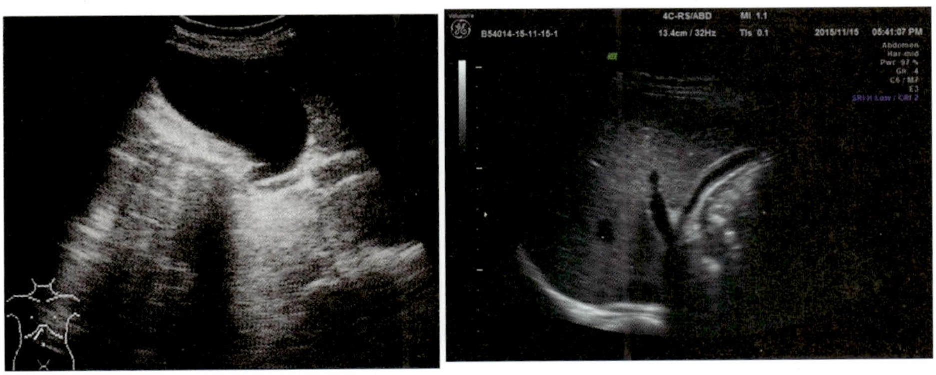

8시간 NPO　　　　수축기(식후)

[그림 8-12] 쓸개

▶ Position Change

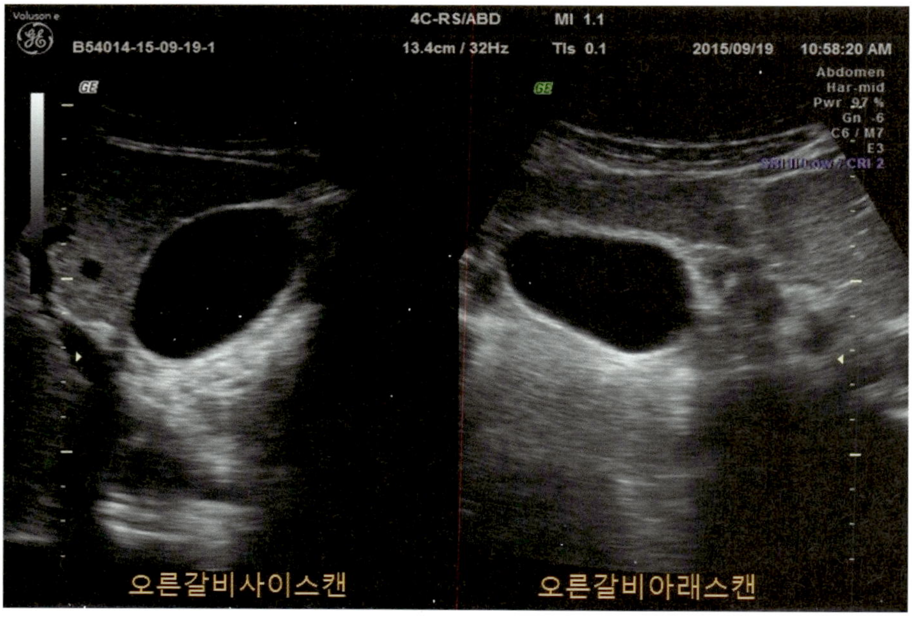

[그림 8-13] Position Change

▶ Cholesterol Polyp

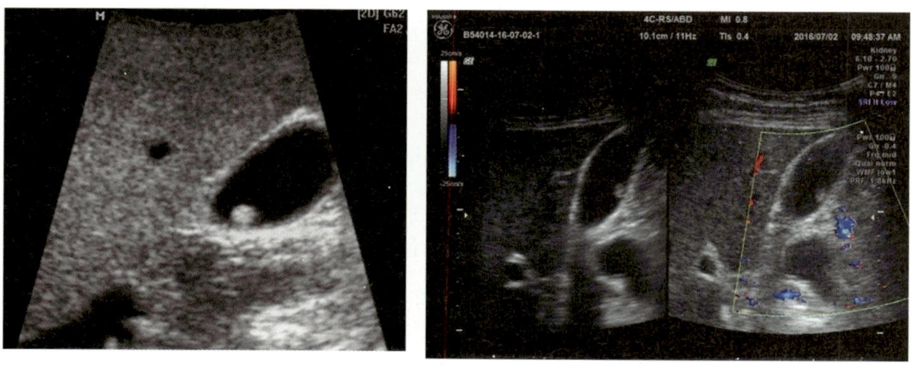

[그림 8-14] Cholesterol polyp

▶ GB Stone

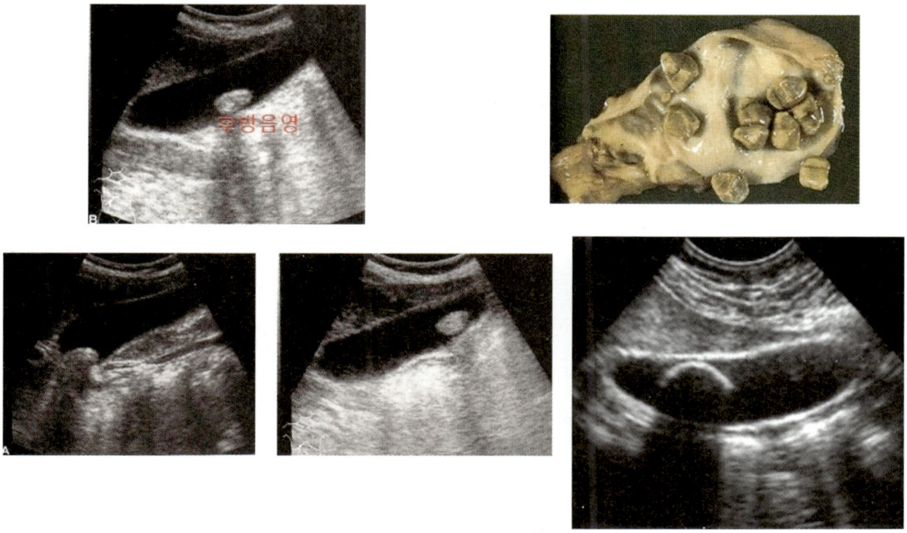

[그림 8-15] GB Stone

4) Pancreas Sono

▶ 이자(Pancreas trans scan)

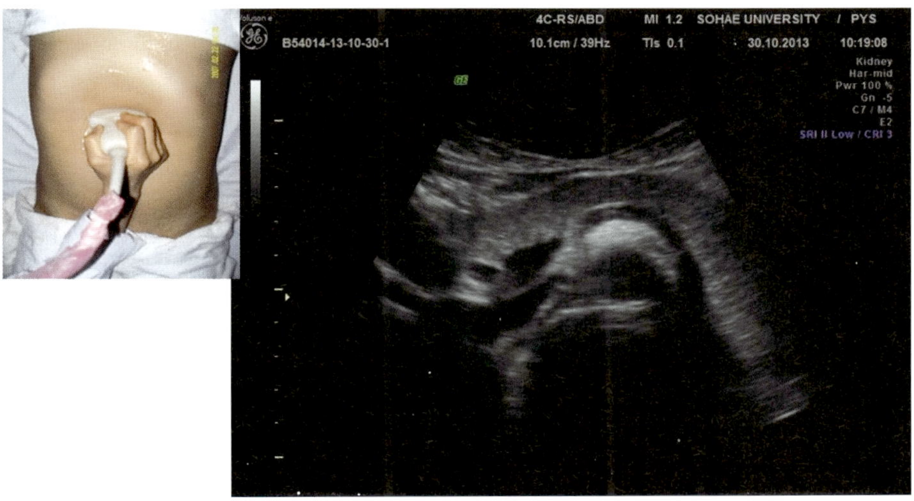

[그림 8-16] 이자

5) Spleen Sono

▶ 지라(Spleen)

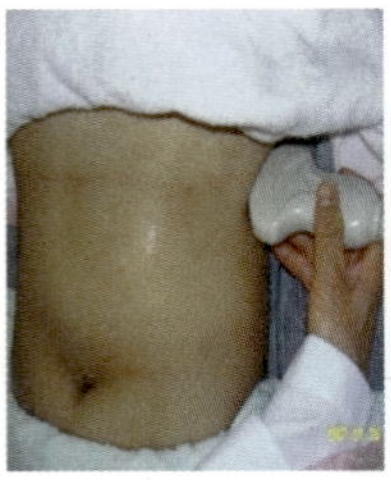

A * B * 0.5 = 20g

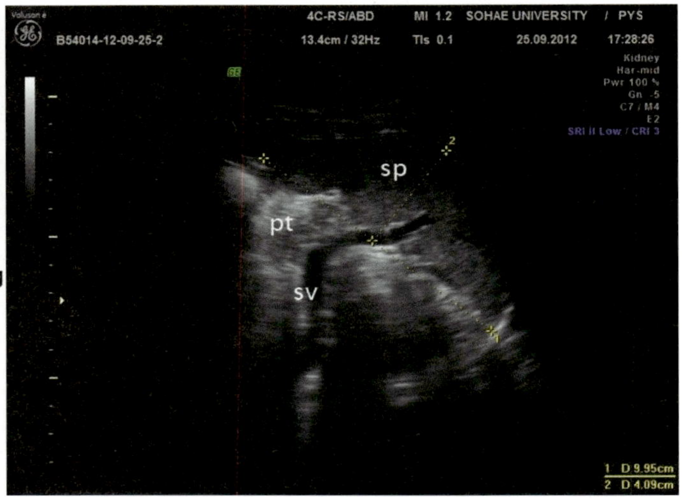

[그림 8-17] 지라

6) Kidney Sono

▶ Kidney(Supine)

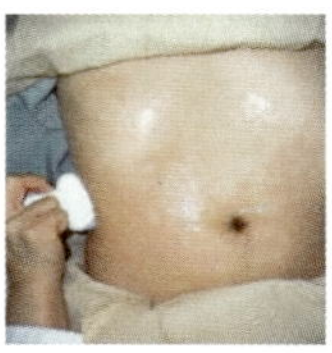

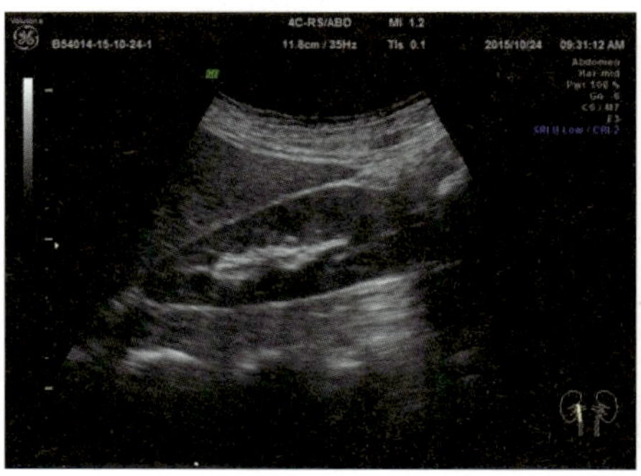

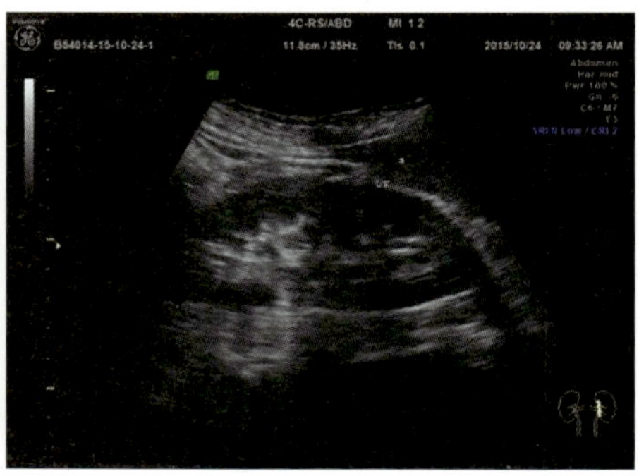

RT LT

[그림 8-18] 신장

▶ Kidney(Prone, 종단)

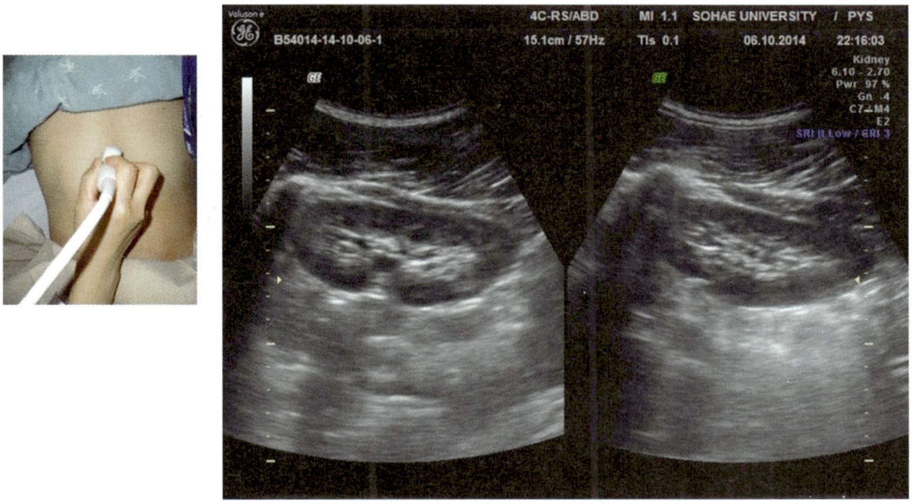

[그림 8-19] 신장(종단)

▶ 세로, 가로 스캔

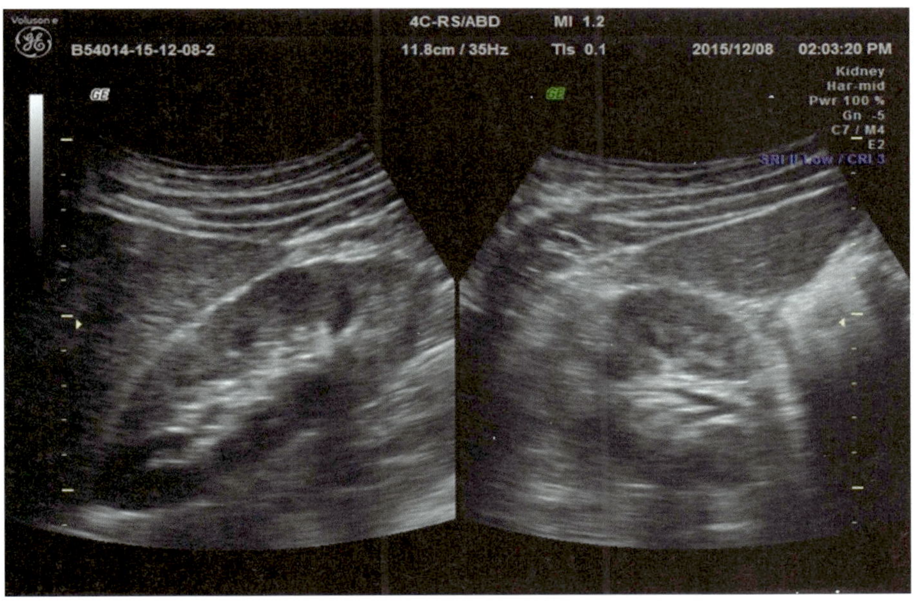

[그림 8-20] 세로, 가로 스캔

▶ Hydro – Lobulation(물콩팥증)

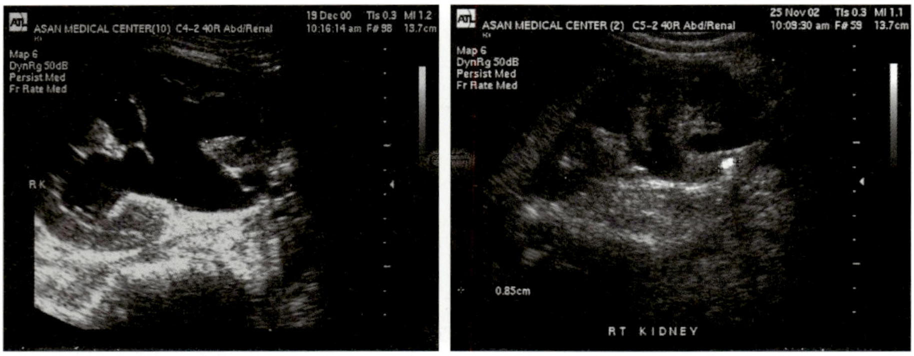

임신(pregancy), 요관협착(renal stricture), stone, 방광출구협착(bladder oulet obstruction)

[그림 8-21] 물콩팥증

7) Thyroid Sono

▶ 갑상샘 초음파

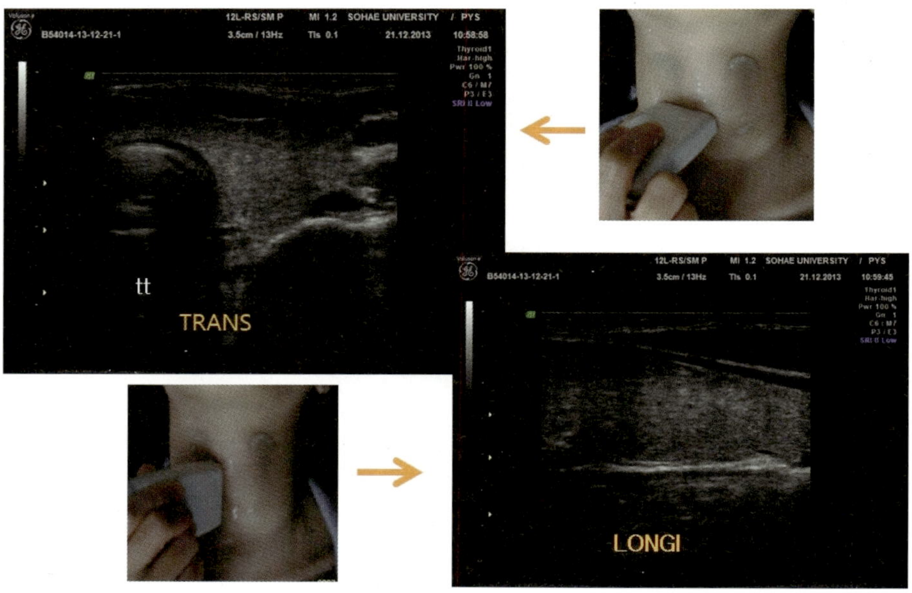

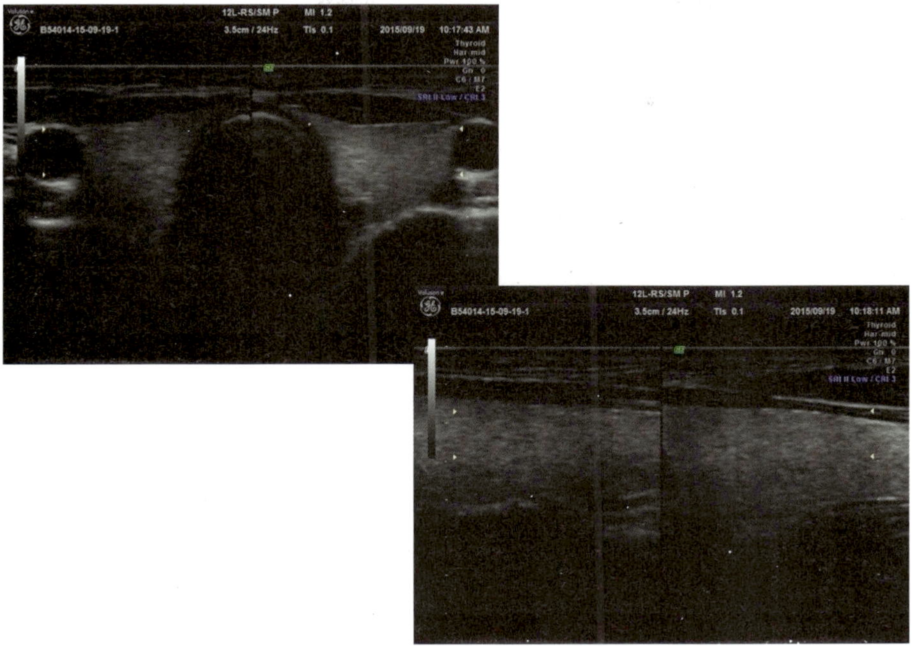

[그림 8-22] 갑상샘

▶ Hyperthyrodism(갑상샘기능항진)

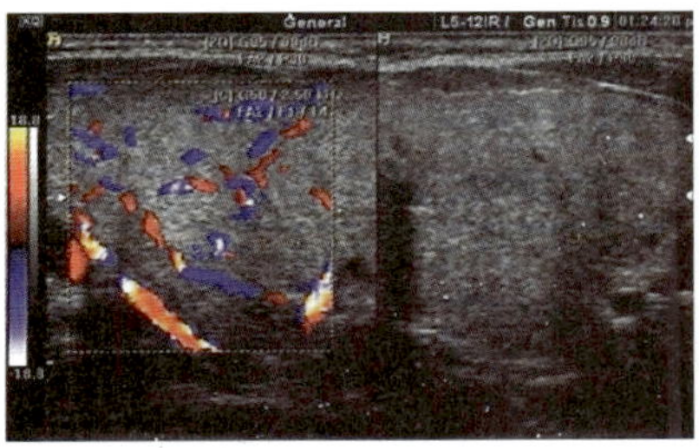

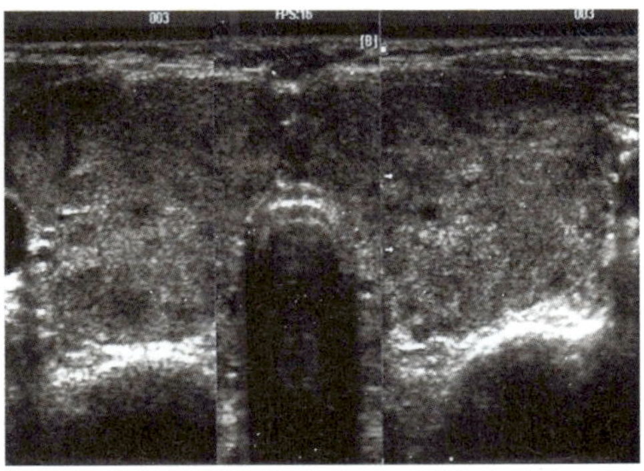

Plummer's disease. Thyroid enlarged (30g).
T4 : increase,
TSH : decrease
혈류증가. 발한, 식욕증진. 체중감소

[그림 8-23] 갑상샘기능항진

▶ Hypothyroidism(갑상샘기능저하증)

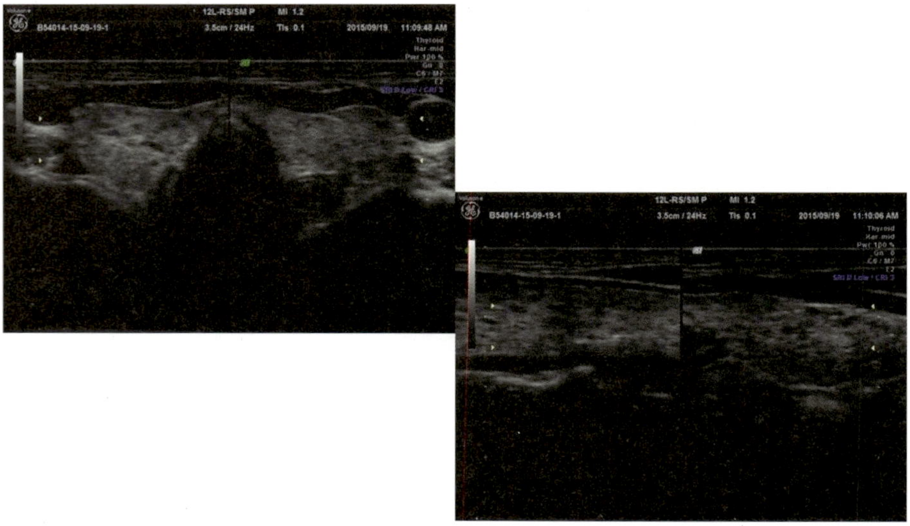

[그림 8-24] 갑상샘기능저하증

▶ Adenoma(선종)

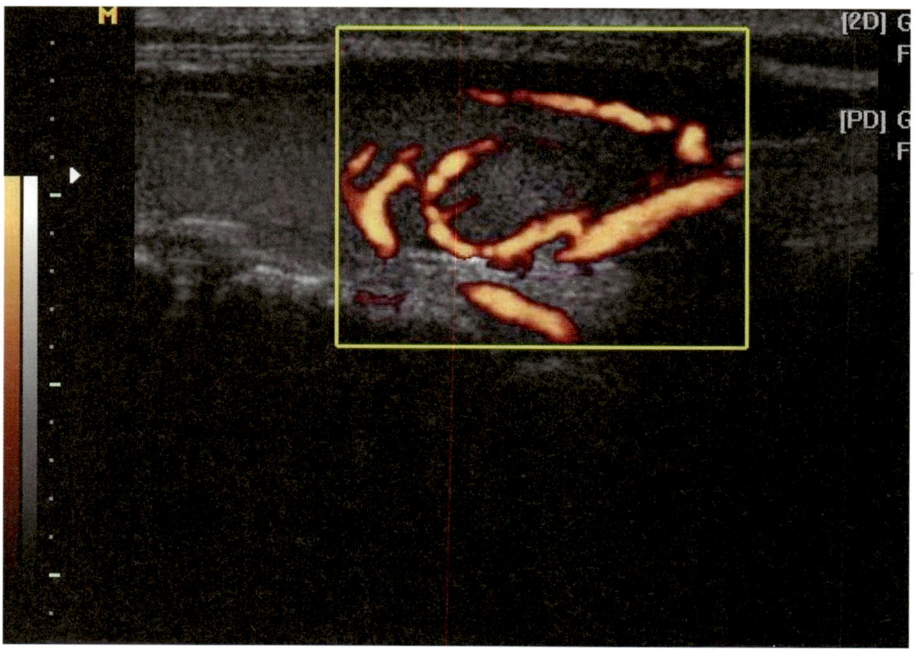

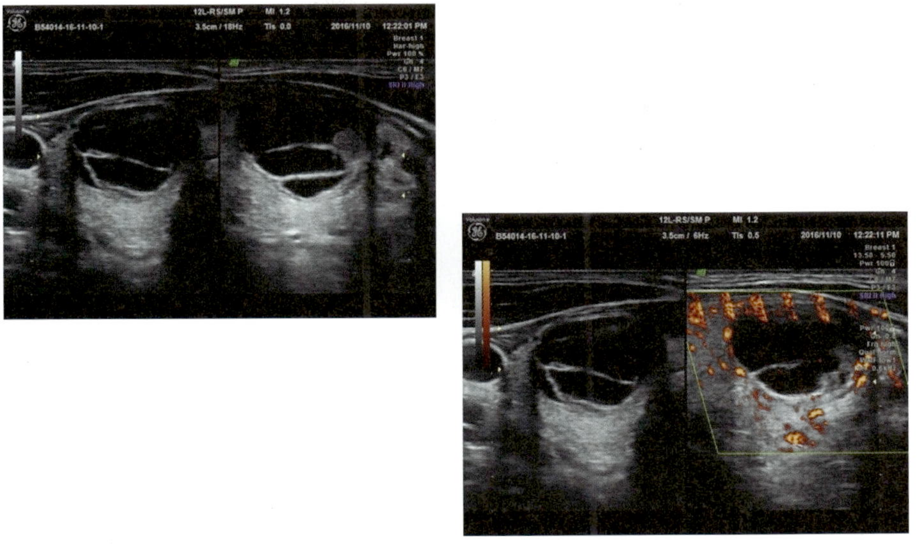

[그림 8-25] 선종

▶ Thyroid Ca

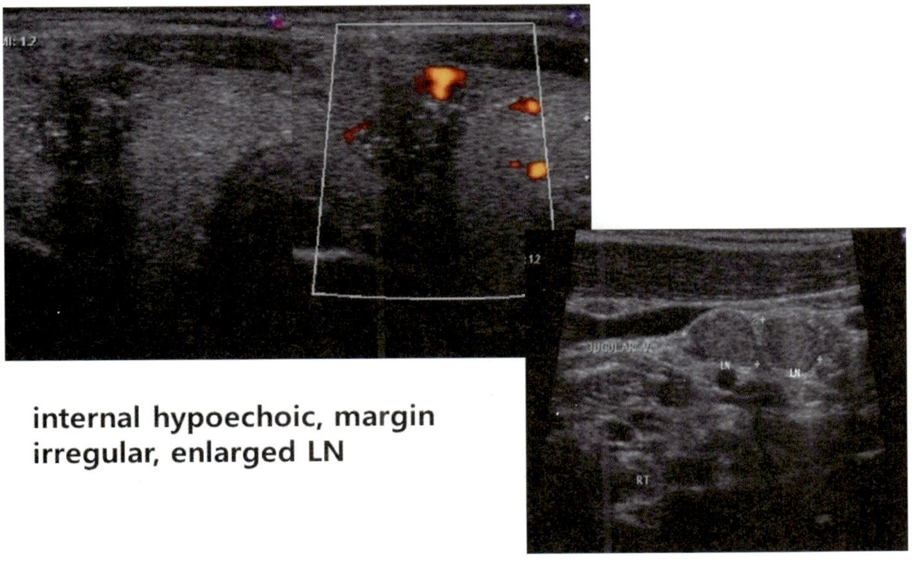

[그림 8-26] Thyrid Ca

8) CCA Sono

▶ CCA Sono

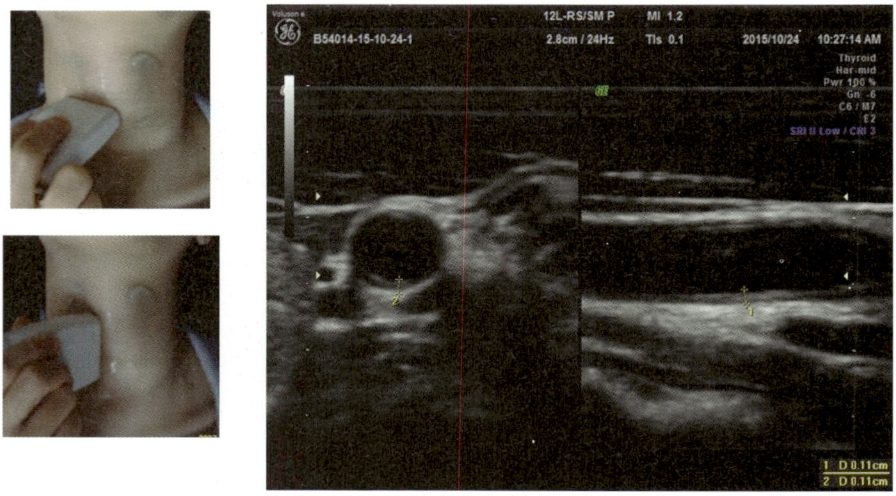

IMT measure: 0.07–0.1 cm

[그림 8-27] CCA Sono

▶ Spectral Doppler(Duplex Scan)

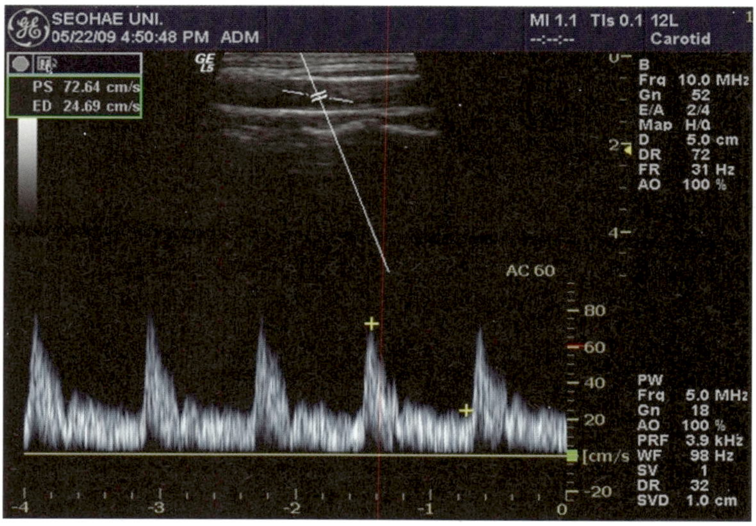

1. 60도 이내 각 유지　　2. Gate: 1 mm

1. PSV(peak systolic velocity 수축기): 100–100.　　2. EDV 이완기: 30　　3. 혈류속도, 혈관저항지수, 맥박, 혈압

[그림 8-28] Spectral Doppler

제9장 방사선사

1. 방사선사란?

- 사람의 눈으로는 볼 수 없는 신체내부의 이상여부를 확인하기 위해 각종 방사선 장비를 조작하는 사람
- 의사의 진료활동을 돕기 위해 X-ray, 투시조영, 혈관조영, 초음파진단, CT, MRI 등을 통해 환자의 상태를 정밀 진단하고 방사성물질을 이용하여 신체 내부기관의 질병이나 장애에 대한 치료업무 등을 수행
- 방사선사의 업무 범위와 한계는 의료기사 등에 관한 법률에서 대통령령으로 정함

2. 방사선사의 주요업무

- 엑스레이 검사, 정밀한 신체 내부를 검사하기 위한 자기공명촬영(MRI) 검사나 전산화단층촬영(CT), 초음파, 투시조영, 혈관조영 검사 등
- 첨단의 기술로 방사성동위원소를 이용하여 진단, 갑상선종과 같은 암을 치료하는 핵의학과 등에서 근무
- 고에너지 방사선을 이용해 암치료를 하는 치료방사선과(방사선종양학과)

3. 업무방식에 따른 방사선사

- 진단방사선사: 환자의 상태를 정밀하게 진단하기 위하여 X-ray검사, CT검사, MRI 검사, 초음파검사, 유방검사 등을 하고 혈관조영술, 혈관확장술, 카테터삽입술 등 중재적 시술

- 치료방사선사: 방사선을 이용하여 암을 치료하기 위해 모의치료, 치료계획수립, 방사선치료 등
- 핵의학 방사선사: 방사성동위원소를 이용하여 진단에 필요한 환자의 생리, 해부학적 검사와 평가 및 치료를 담당

4. 방사선사 업무분야(대학병원급 기준)

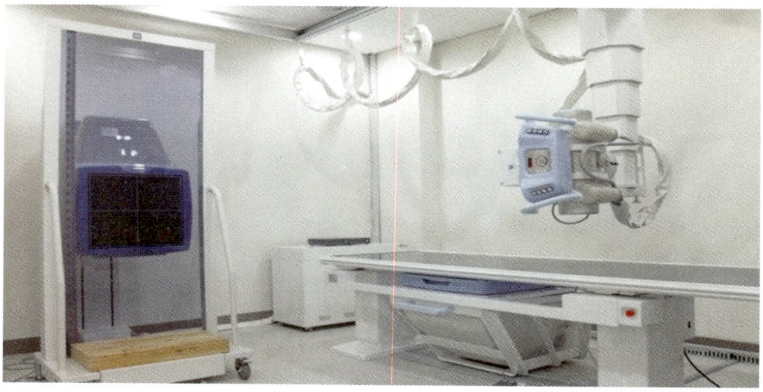

[그림 9-1] 영상의학과 - 일반촬영실

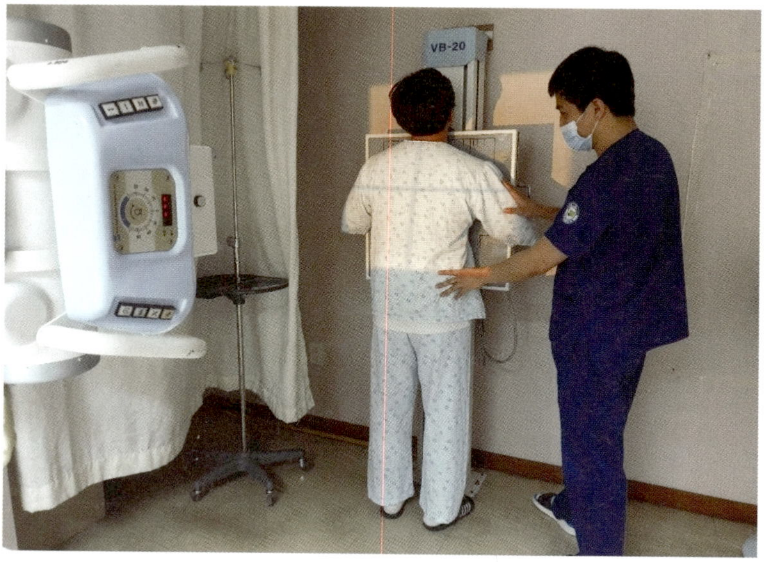

[그림 9-2] 일반 X선 검사

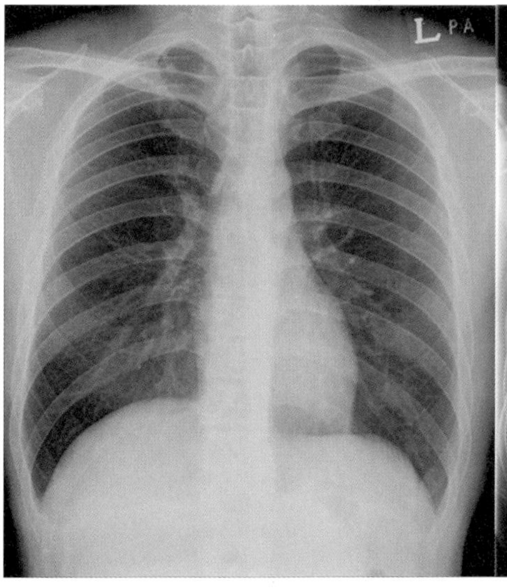
L PA

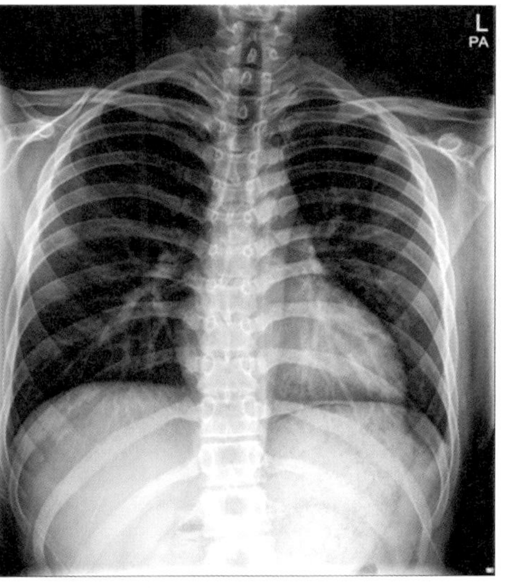
L
PA

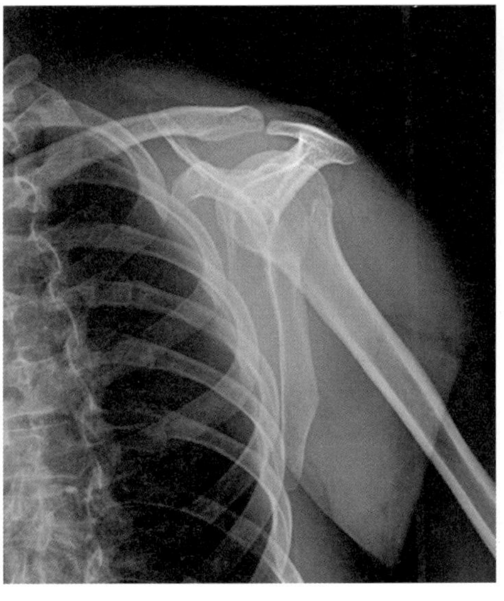

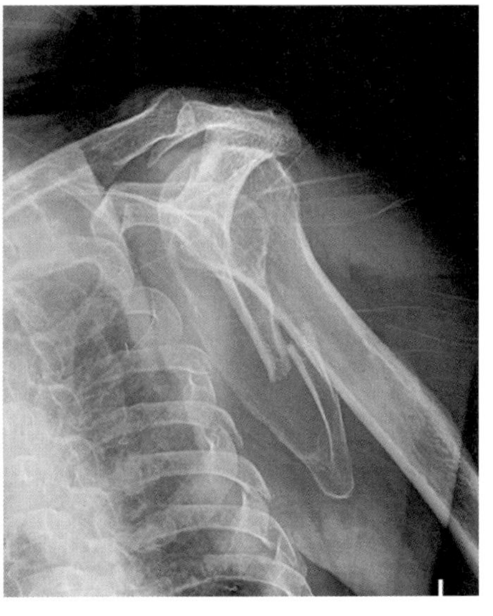

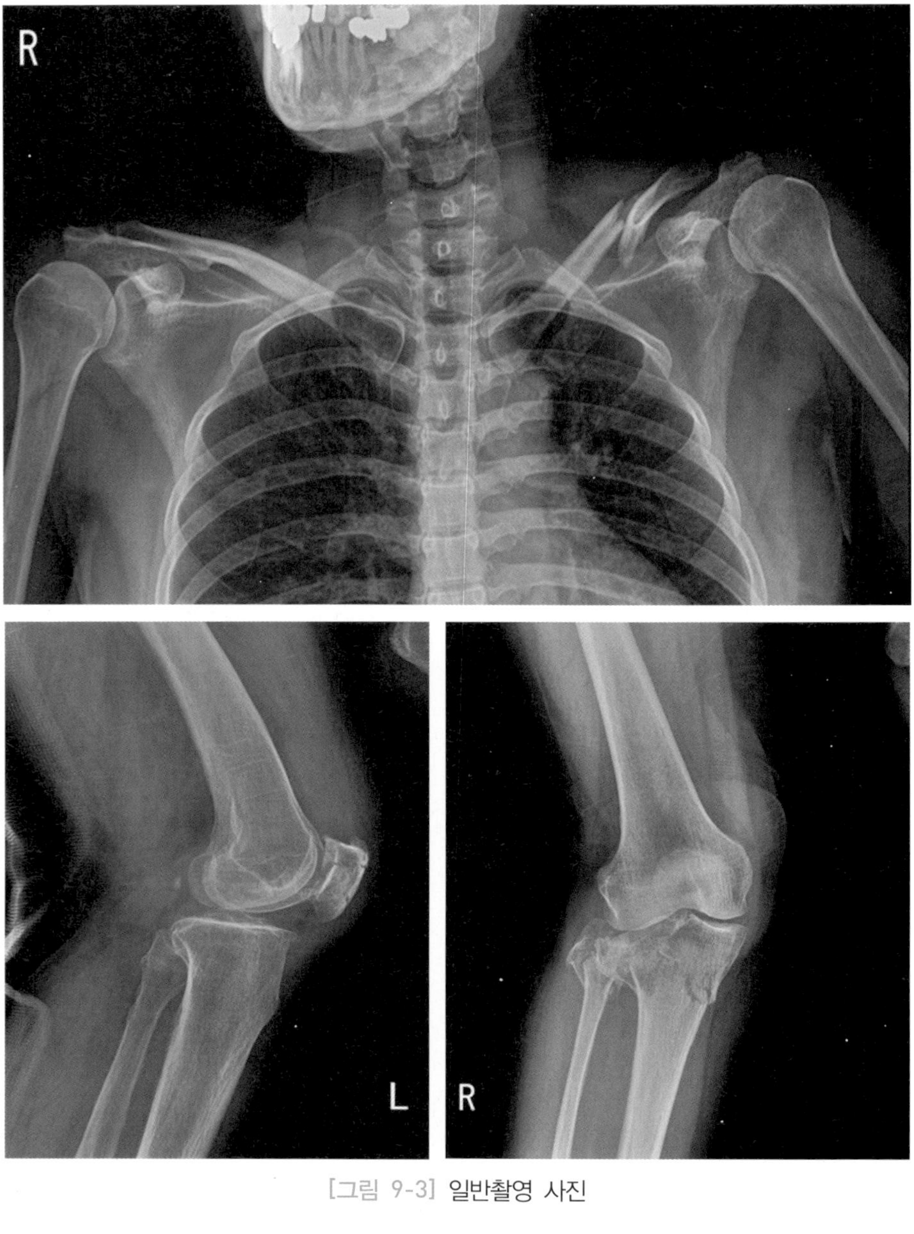

[그림 9-3] 일반촬영 사진

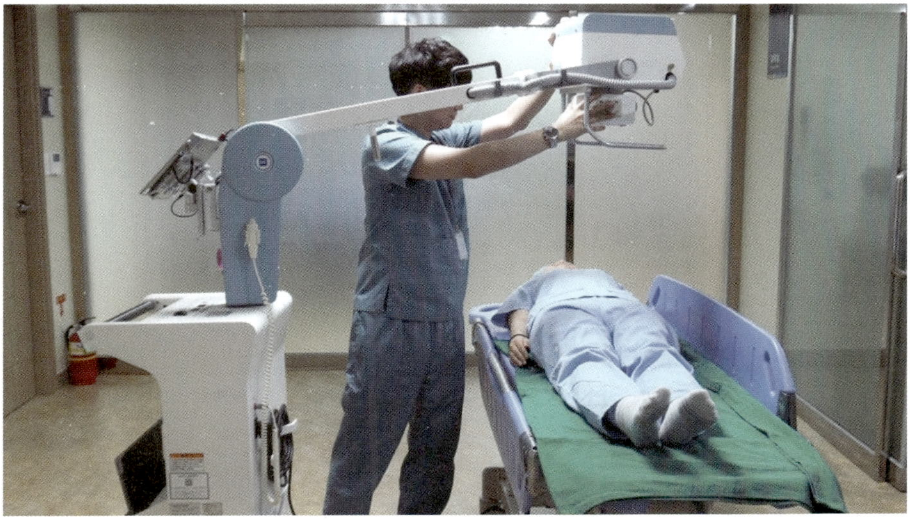

[그림 9-4] Portable 검사(이동형)

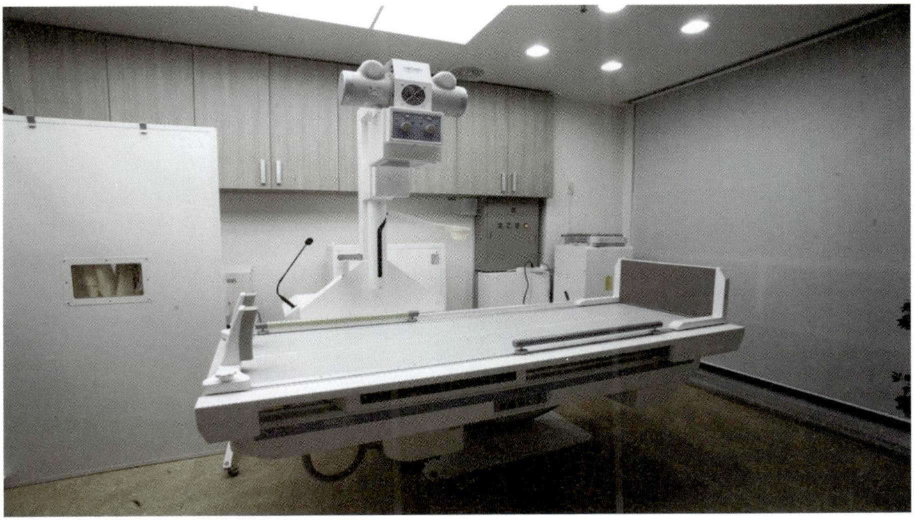

[그림 9-5] 영상의학과 - 투시촬영실(고정형)

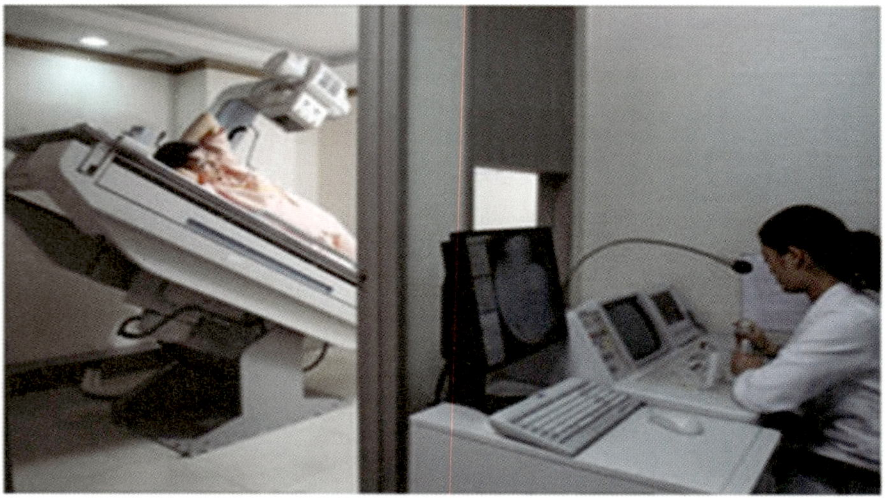

[그림 9-6] 투시 조영 검사

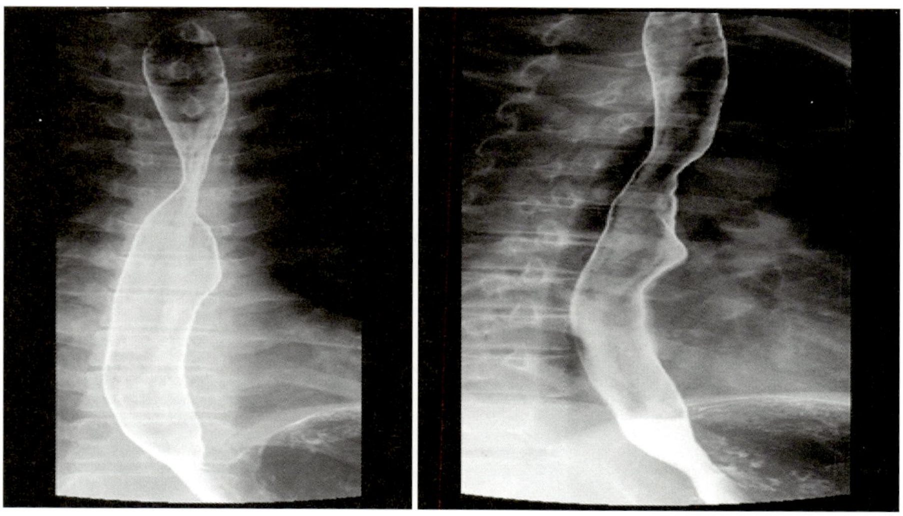

[그림 9-7] 식도조영(Barium을 이용) 촬영

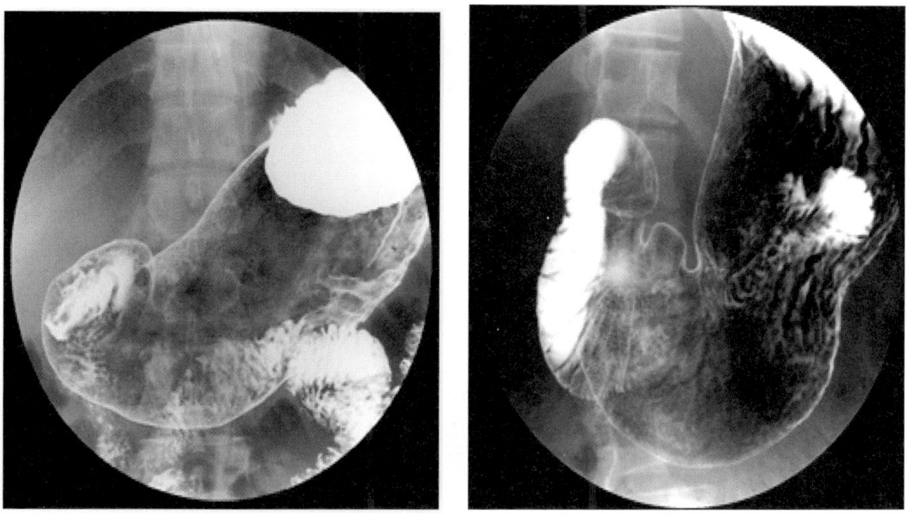

[그림 9-8] 위 조영 촬영

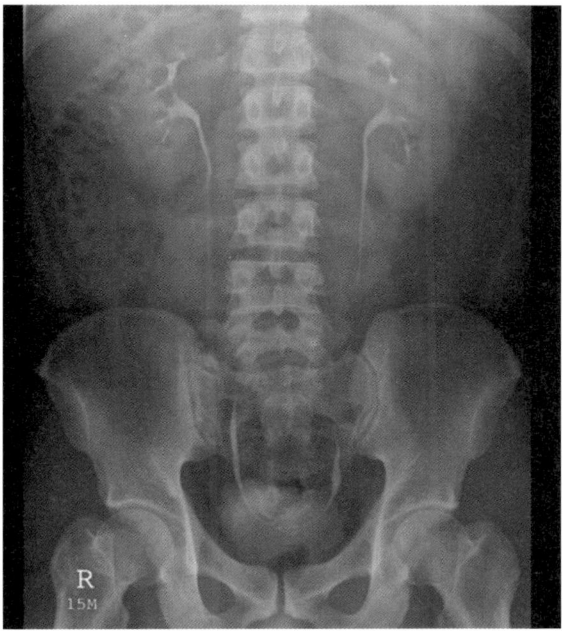

[그림 9-9] 경정맥 신우조영술(IVP: intravenous pyelography)

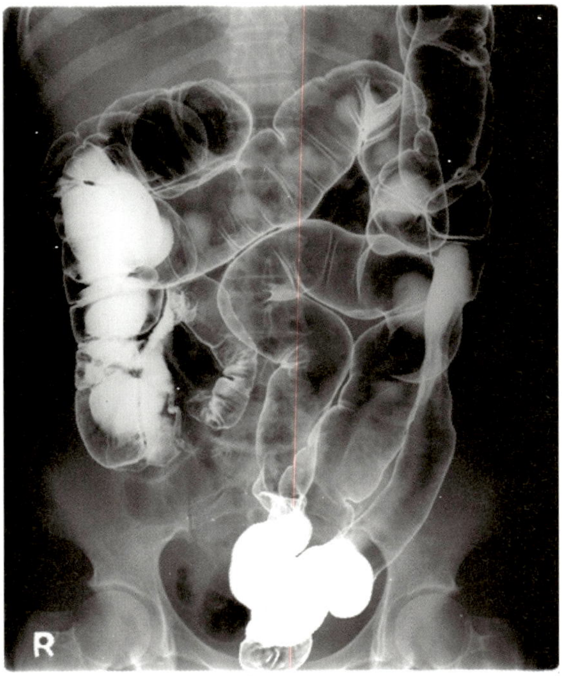

[그림 9-10] 대장이중조영촬영(Barium enema)

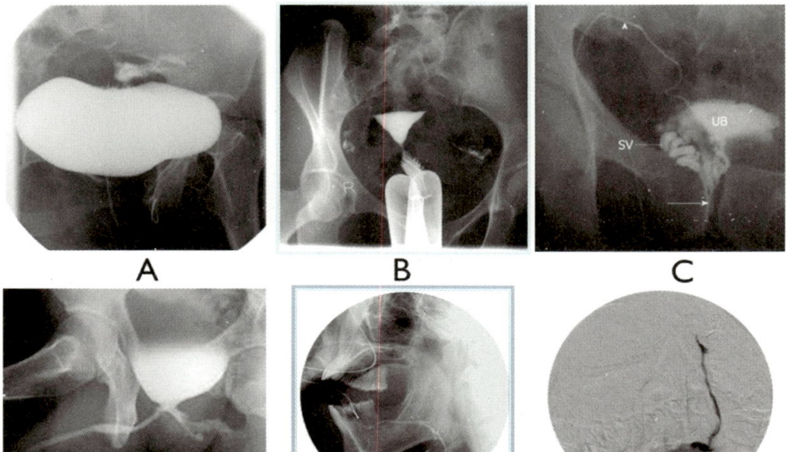

[그림 9-11] 특수촬영 image

A: 방광(R.G.P.)

B: 자궁난관조영술(Hystero salphingography)

C: 정낭, 정관 조영술(Vesiculography)

D: Cystourethrography(Voiding cystourethrography)

E: Sialography

F: 누낭, 비루관(Dacryo–cystography)

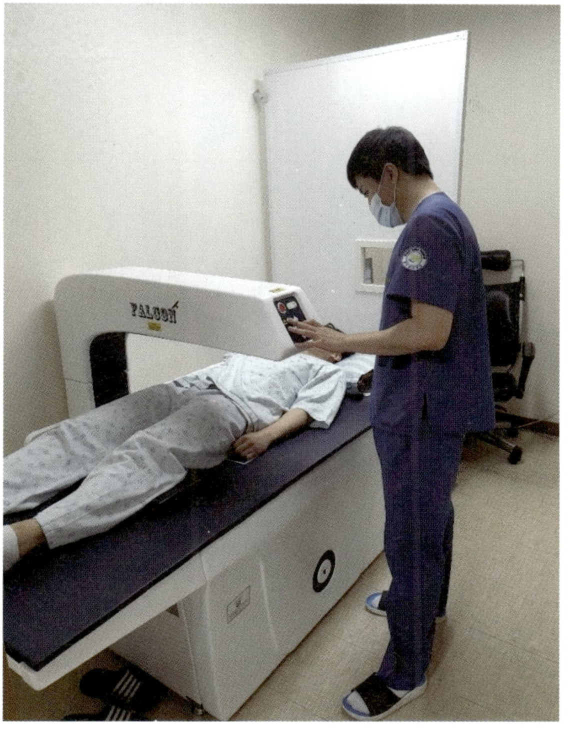

[그림 9-12] 영상의학과 - 골밀도 검사실

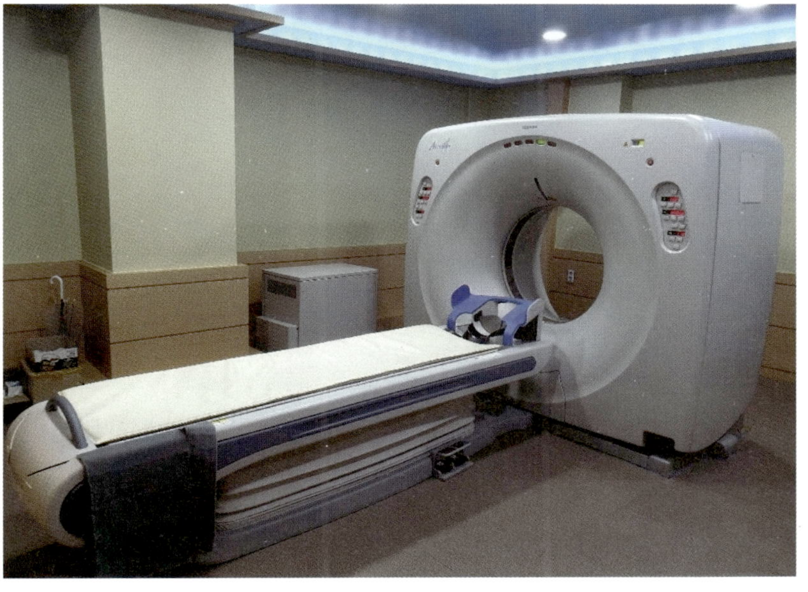

[그림 9-13] 영상의학과 - CT실

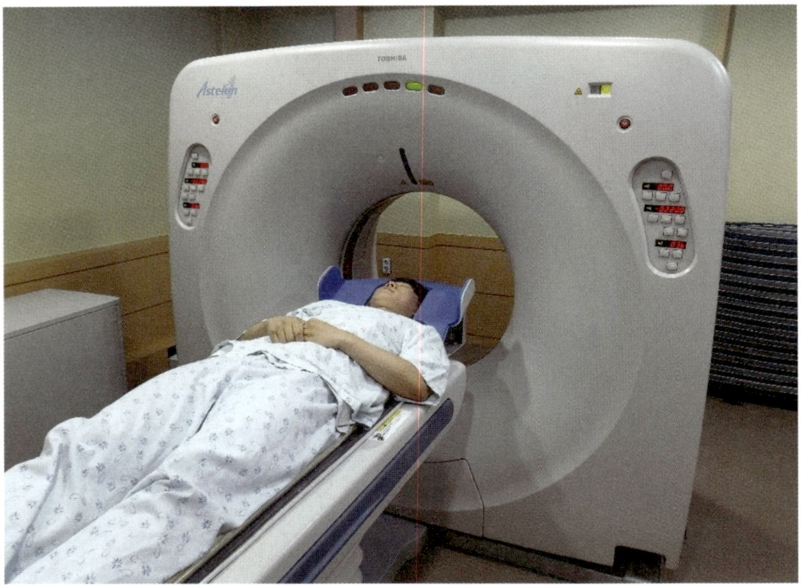

[그림 9-14] CT실

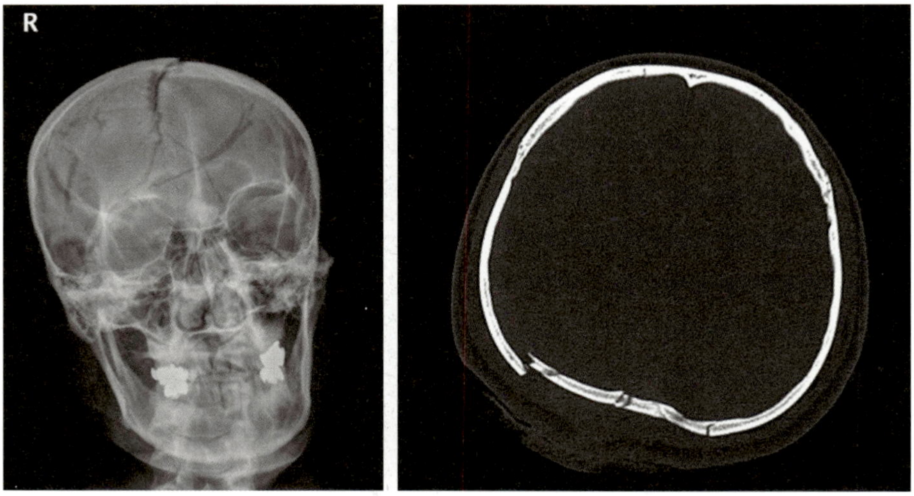

[그림 9-15] 왼쪽: 일반촬영(Skull AP), 오른쪽: CT 촬영(Bone Setting)

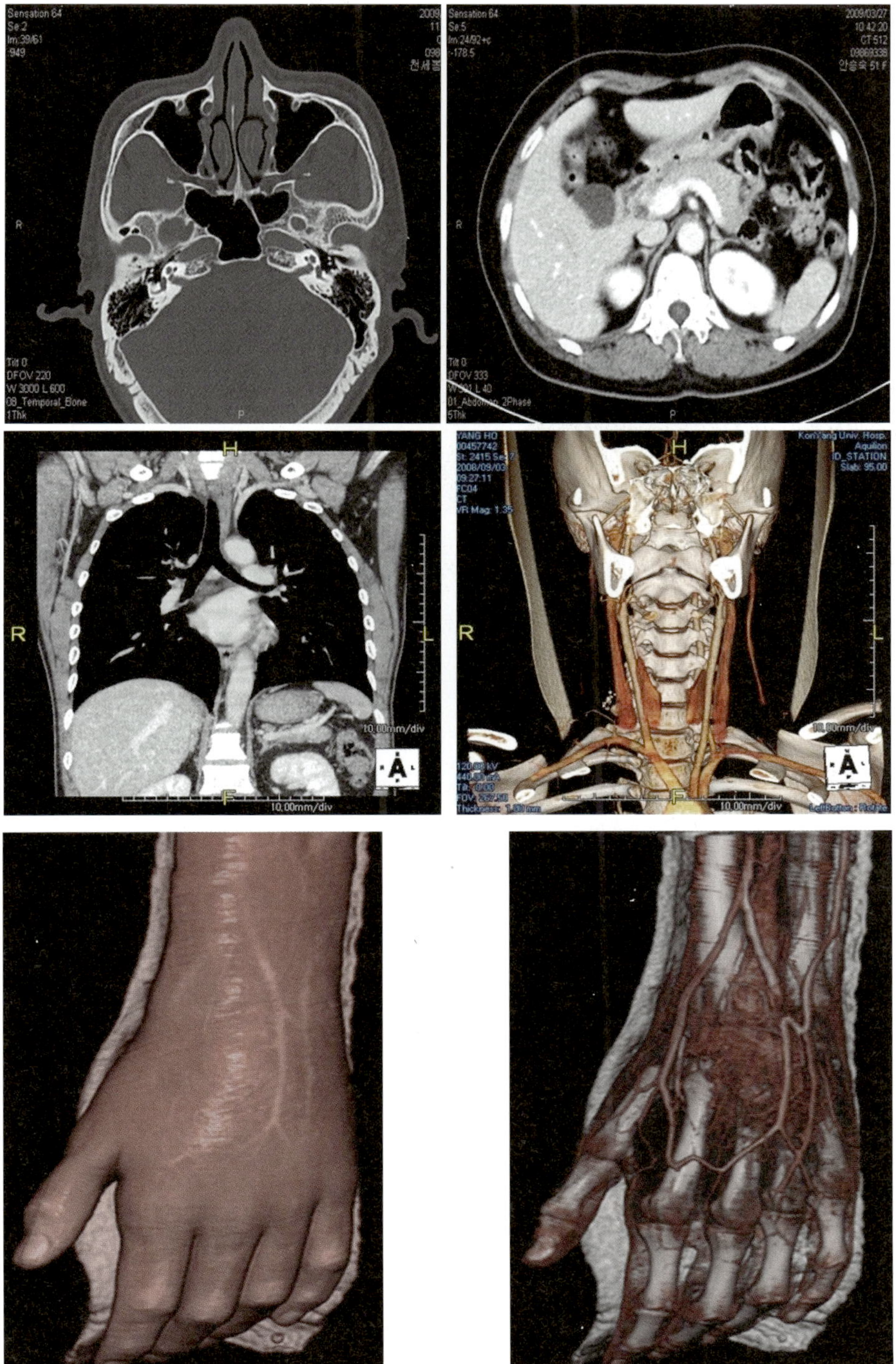

[그림 9-16] CT 사진

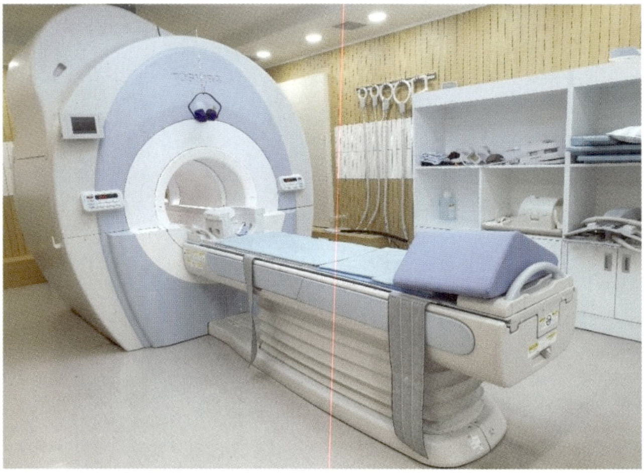

[그림 9-17] 영상의학과 - MRI실

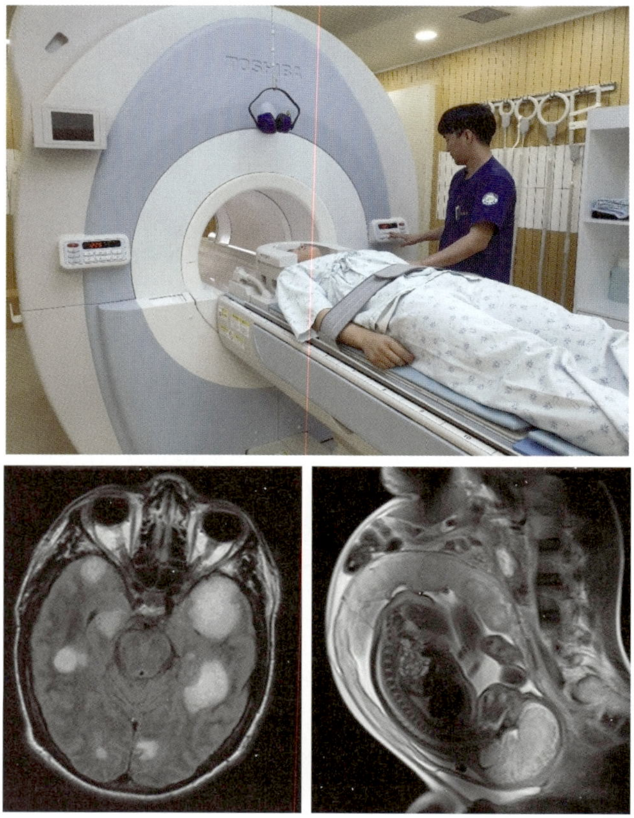

[그림 9-18] MRI 검사

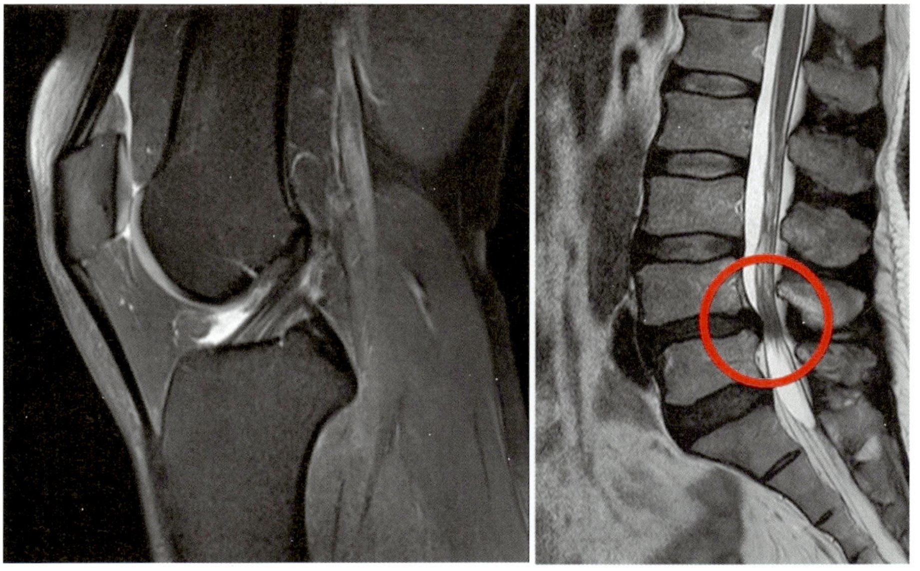

[그림 9-19] MRI 사진

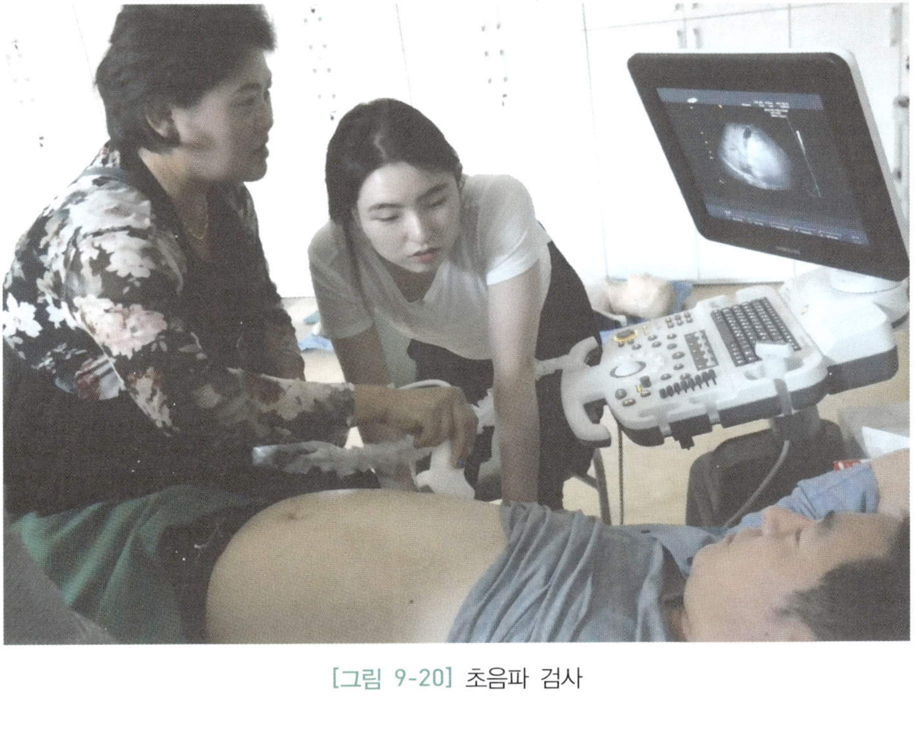

[그림 9-20] 초음파 검사

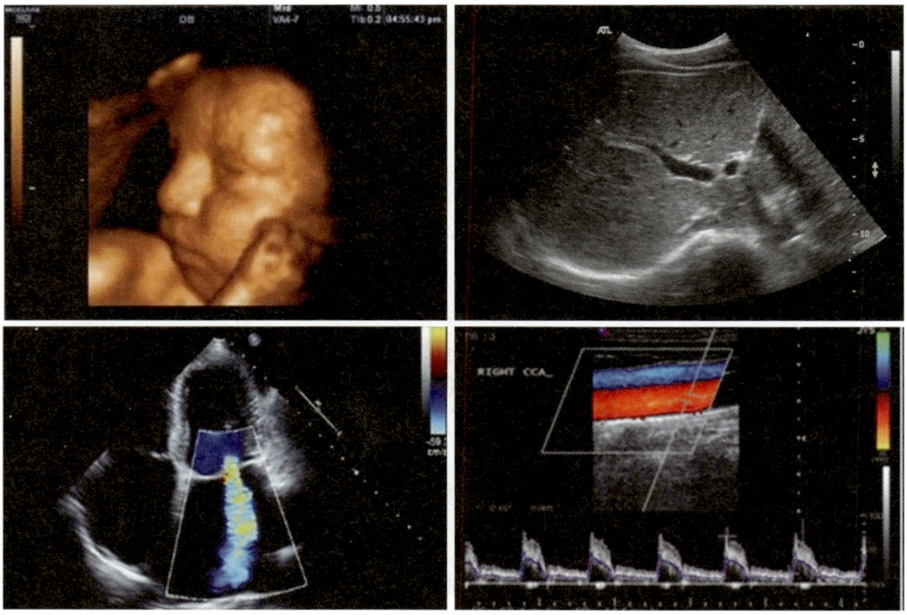

[그림 9-21] 초음파 사진

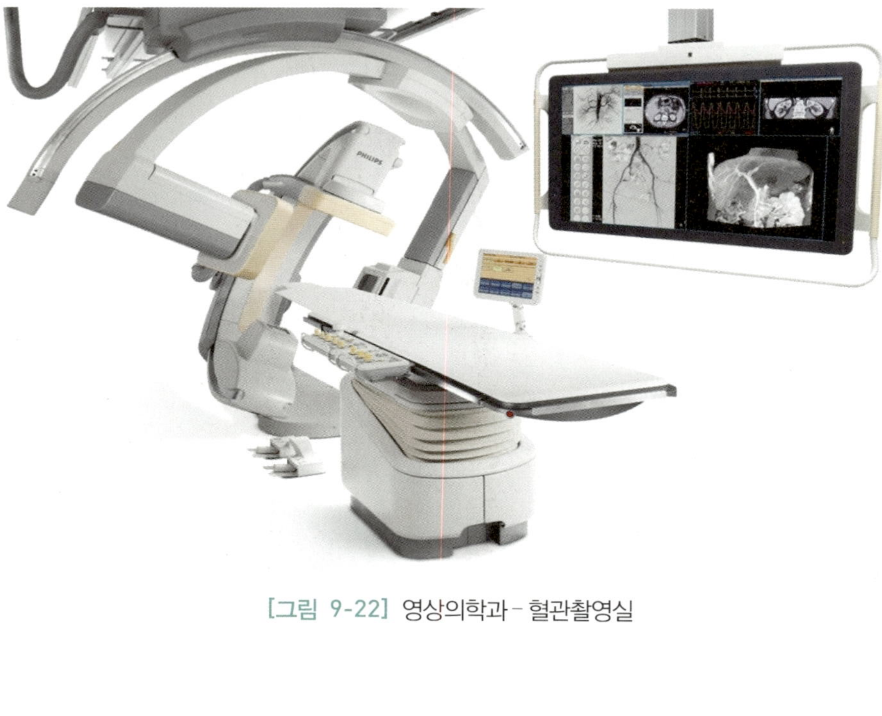

[그림 9-22] 영상의학과 - 혈관촬영실

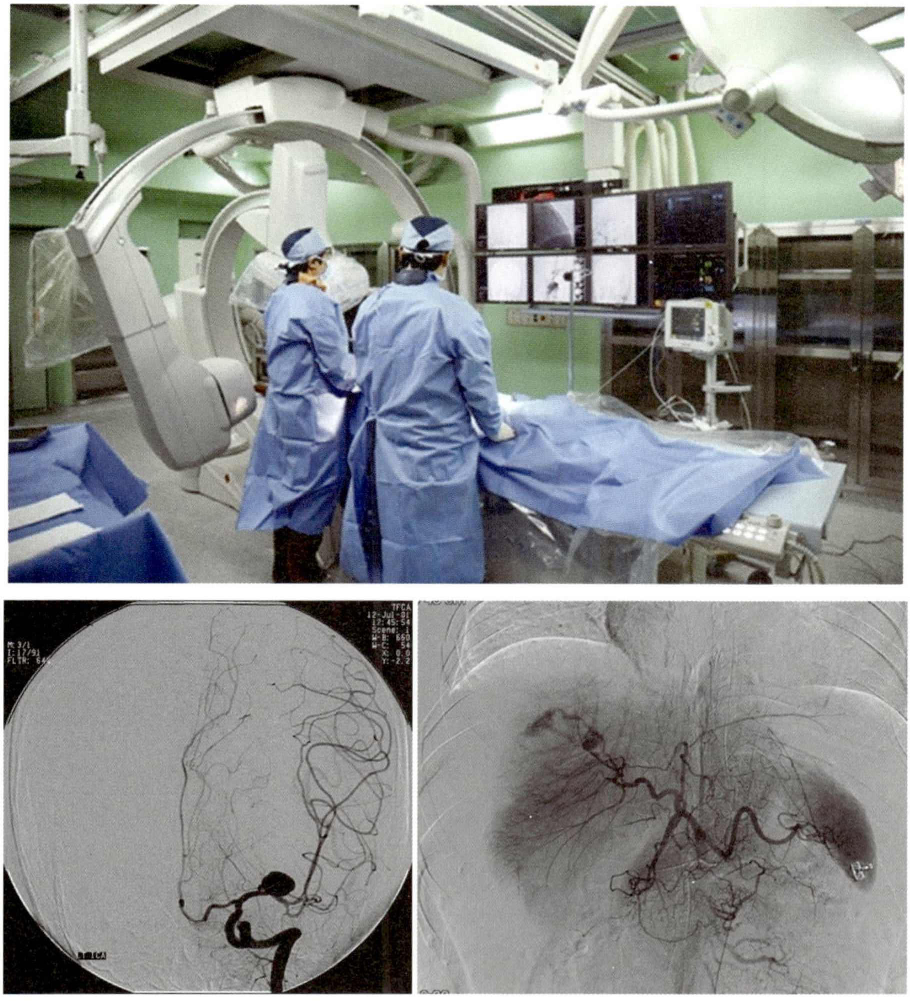

[그림 9-23] 혈관조영검사

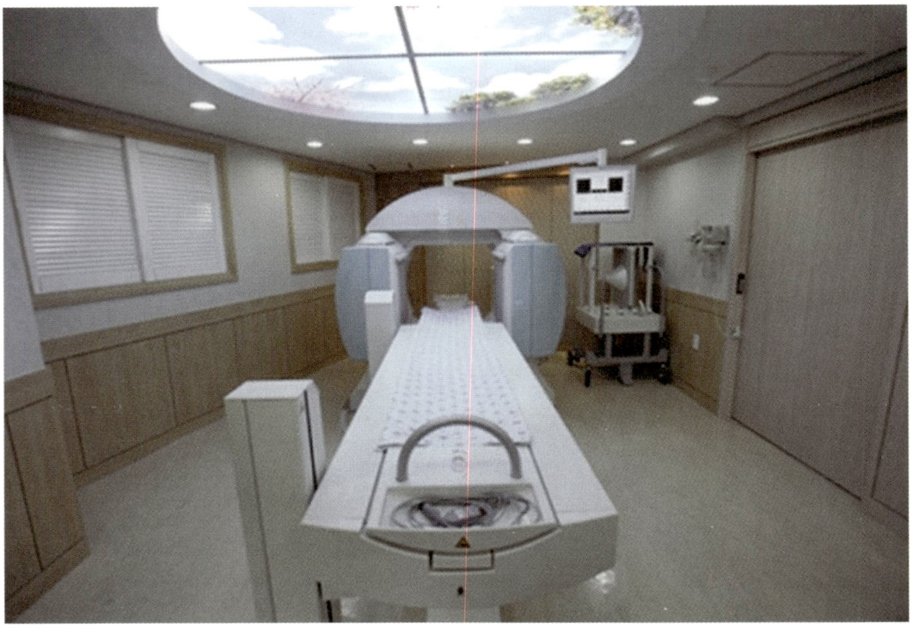

[그림 9-24] 핵의학과

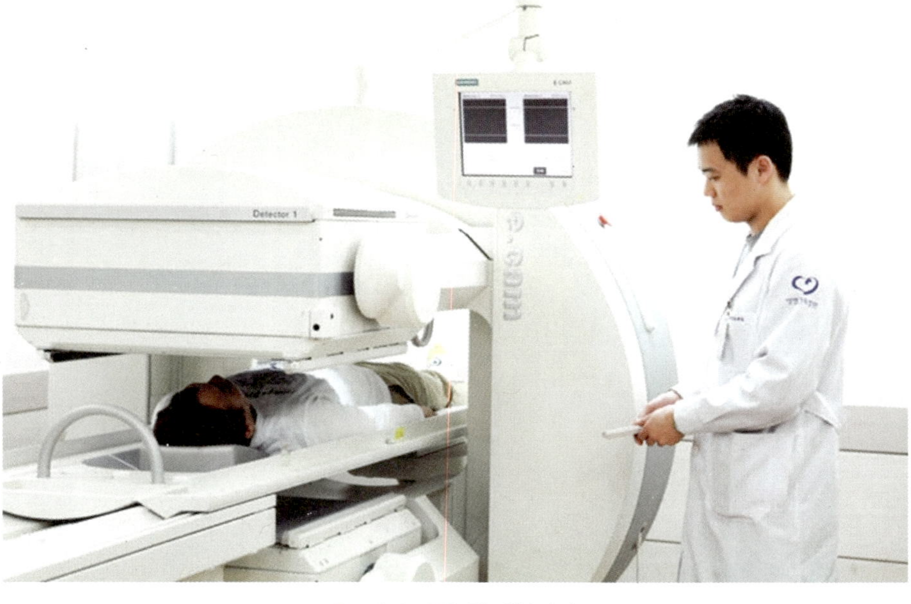

[그림 9-25] 핵의학검사

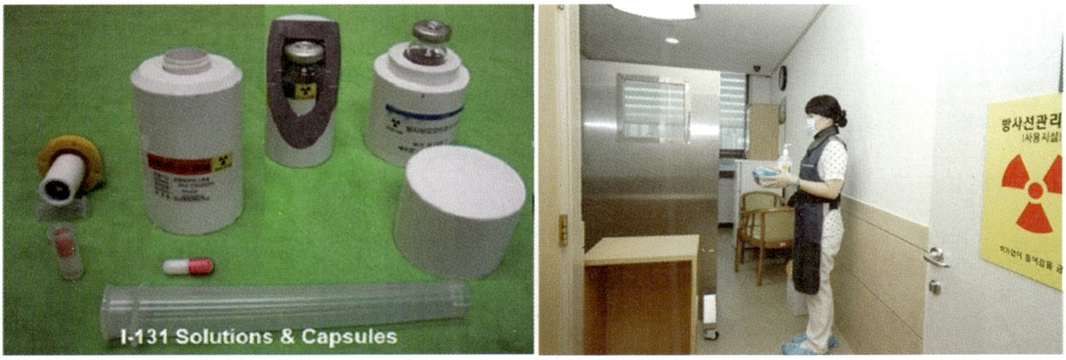

[그림 9-26] 방사성 동위원소 치료

- I-131은 특이적으로 갑상성에 집적하며 핵붕괴를 하면서 β선을 방출하는 원리를 이용하여 갑상선 암 치료 및 수술 후 잔류 암세포를 치료 또는 검사하는데 사용

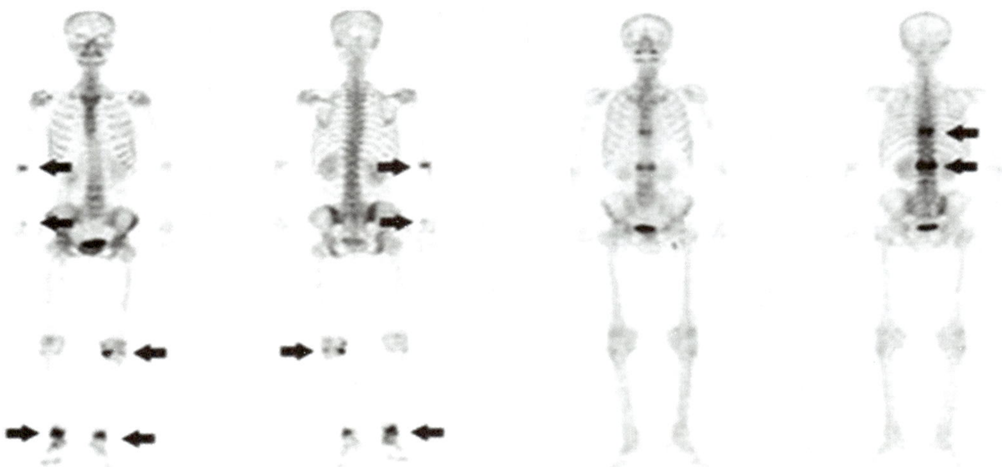

[그림 9-27] BONE SCAN 사진

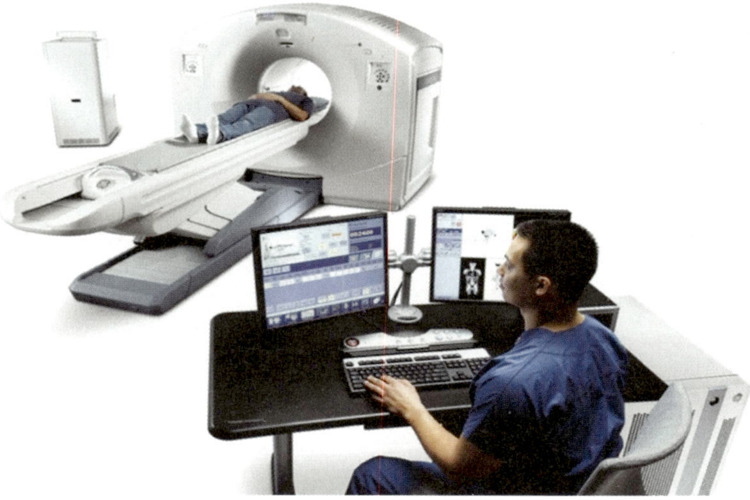

[그림 9-28] PET CT

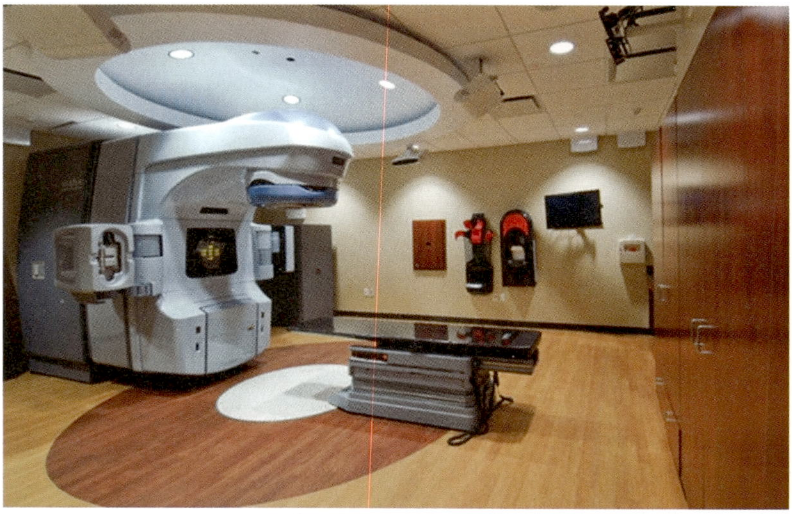

[그림 9-29] 방사선종양학과 - 종양치료실(Lianc Center)

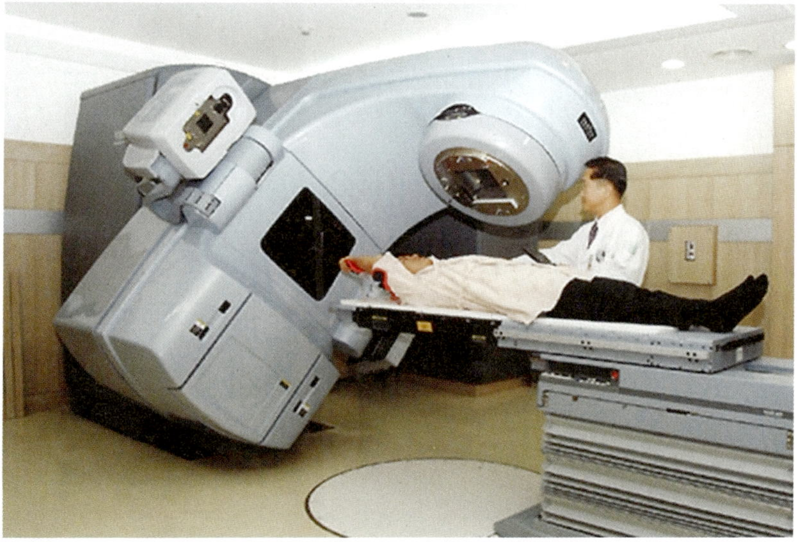

[그림 9-30] 방사선치료

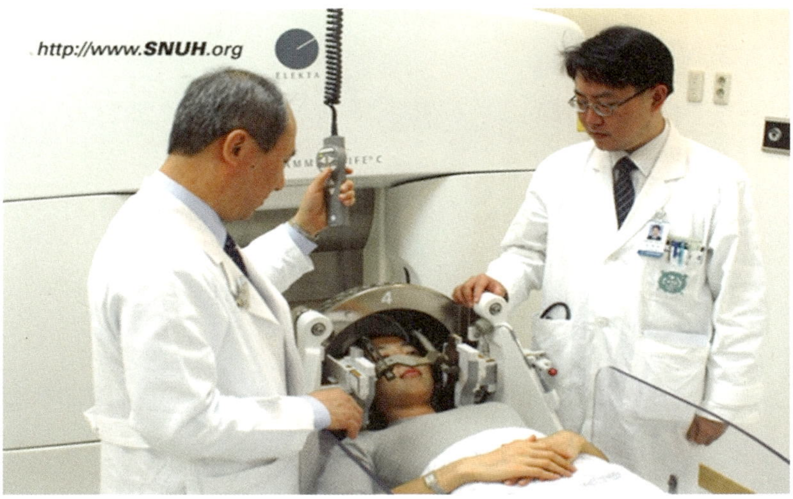

[그림 9-31] 방사선종양학과 - 감마나이프 Center

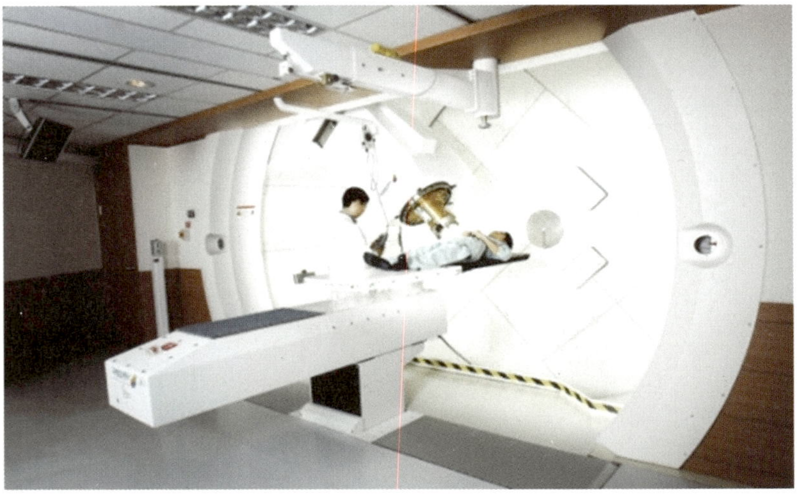

[그림 9-32] 방사선종양학과 - 양성자치료 Center

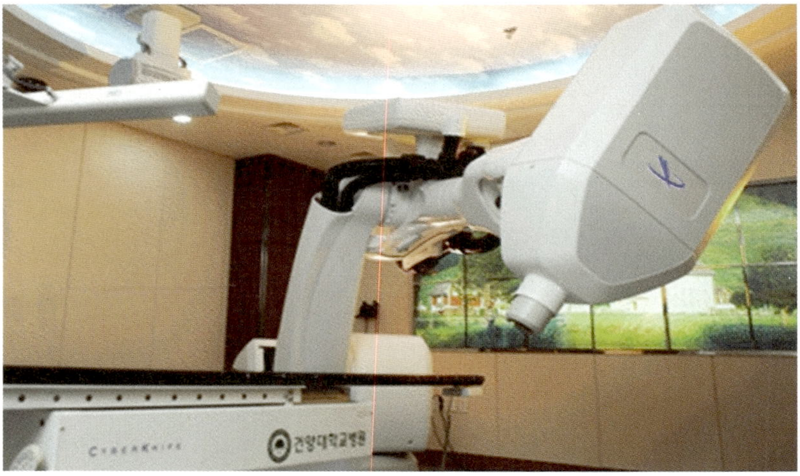

[그림 9-33] 방사선종양학과 - 사이버나이프 Center

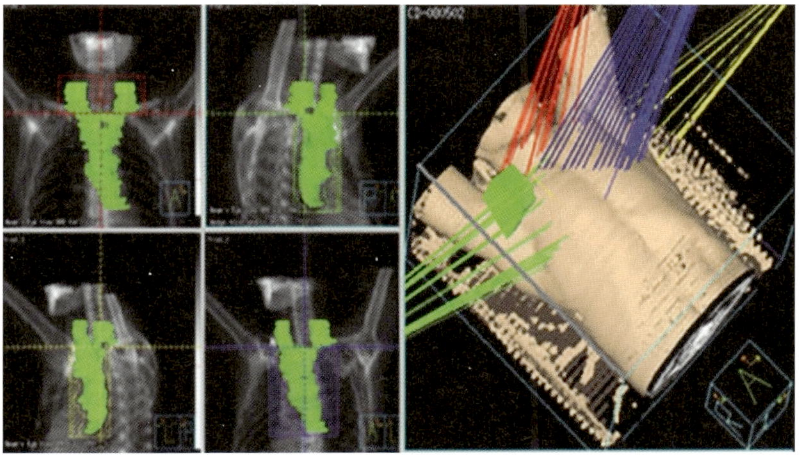

[그림 9-34] 방사선치료

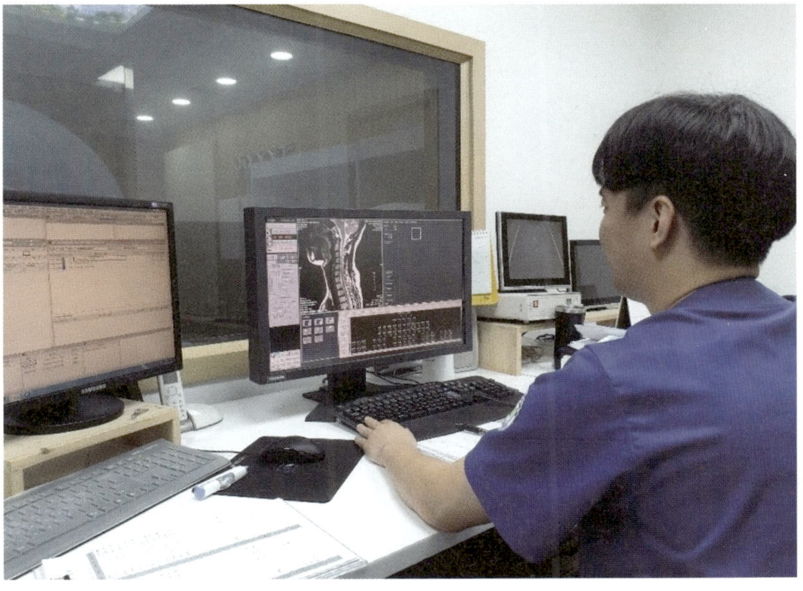

[그림 9-35] 영상의학과 - PACS 조정실

5. 방사선사 업무분야(공업분야)

▶ 멸균분야

- 멸균: 물리적, 화학적 과정을 통하여 병원성, 비병원성 미생물을 완전히 제거, 파괴(외과적 무균상태 - 배지에서 미생물의 성장이 이루어지지 않는 상태)
- 플라스틱제품: 가열 멸균 불가능 → 방사선(감마선) 조사 멸균
- 멸균가능 의료용품: 1회용 주사기, 주사바늘, 수술용 기구, 압박붕대 등, 봉합사, 멸균거즈 등을 밀봉하여 방사선을 조사함(임플란트, 인공신장, 인공관절, 인공심장 등 인공장기)
- 일반상비용품: 물티슈, 생리대, 소독용 면봉, 렌즈세척액 등

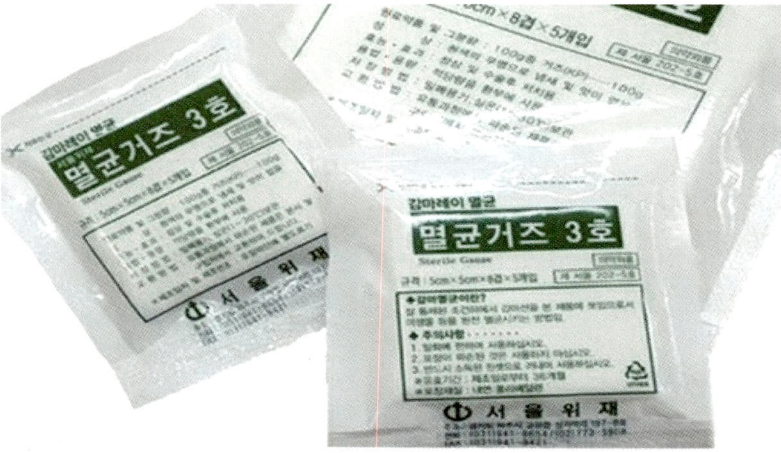

[그림 9-36] 멸균분야

▶ 공업계측

- 일정한 품질의 제품제조: 물질을 빠져나온 방사선의 세기 변화를 통해 물질의 두께와 밀도 측정 가능 → 일정한 품질의 제품 제조
- 방사선 두께계측(방사선투과율 계측) - 종이나 강판의 생산라인에서 많이 사용

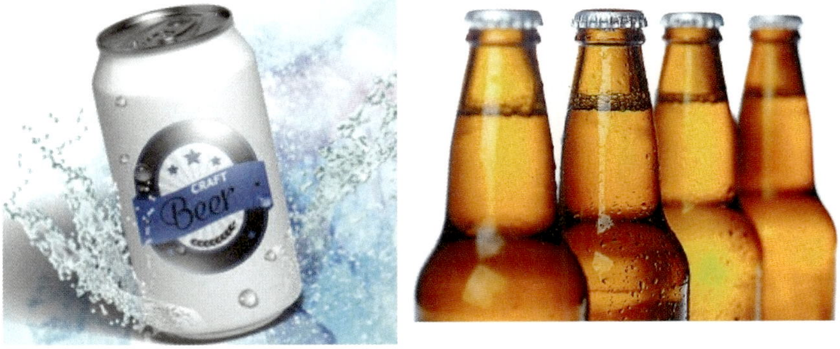

[그림 9-37] 공업계측

▶ 비파괴 검사

- 정의: 구조물을 부수지 않고 그 내부의 균열이나 구멍 등을 검사하는 방법
- 어떤 기계의 부품 내부에 통과해서 육안으로는 절대 알아낼 수 없는 균열을 찾음 (용접한 부분, 타이어, 자동차 엔진 등)
- 비행기의 부품, 몸체의 검사에도 방사선이 많이 활용

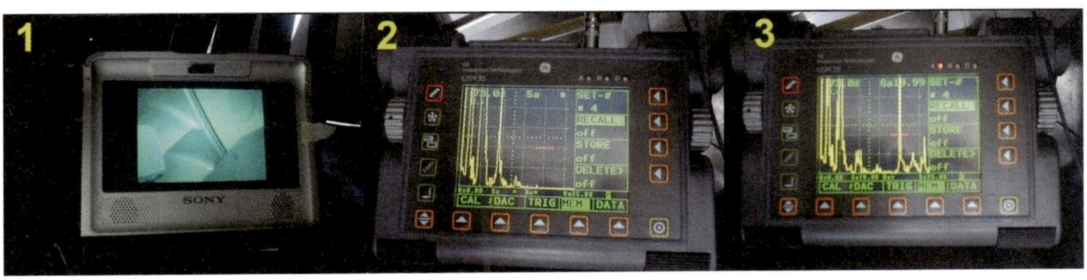

[그림 9-38] 비파괴 검사

▶ 고무플라스틱의 가공

- 방사선가공: 방사선이 물질과 작용하여 물질을 물리적, 화학적으로 변화시키는 능력을 이용하여 물성이나 형상을 유용하게 만드는 것
- 고무나 합성수지와 같은 고분자물질에 방사선 조사하여 방사선 화학 작용에 의해 물성이 변화

• 가교전선(항공, 자동차, 전자제품의 배선용) 타이어, 콘돔, 골프공 등

▶ 도장접착

• 대상물질의 소재 표면에서 방사선에너지를 흡수하여 물질에 변화를 일으킴

• 방사에너지의 직접적이고 순간적인 열전달로 빠르게 가열, 에너지 절약효과가 큼

▶ 농업분야

• 품종 개량: 씨앗에 방사선을 조사하여 돌연변이를 유도

• 해충구제: 인공 사육한 해충에 방사선을 조사 불임 유도

• 식품조사 식품의 저장: 감자와 양파의 발아를 억제하여 저장 기간을 연장

▶ 식품조사 식품의 저장

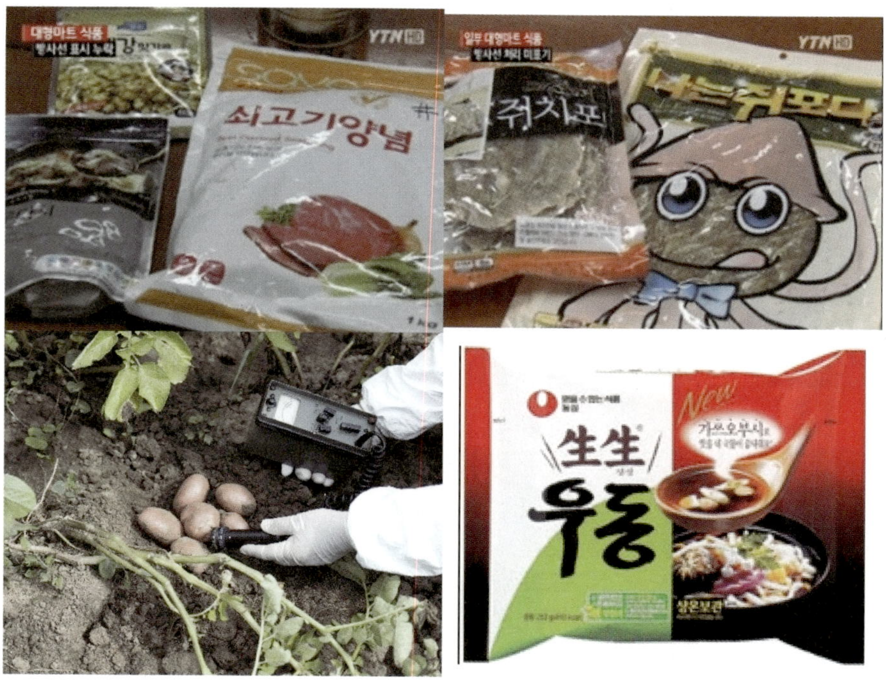

[그림 9-39] 식품조사 식품의 저장

▶ 방사선 탄소 연대측정법

- 탄소 화합물 중의 탄소의 극히 일부에 포함된 방사선 동위원소인 탄소-14의 조성비를 측정하여 그 만들어진 연대를 추정하는 방사선 연대 측정법(C-14의 반감기 5,700년)
- 생물체가 죽게 되면 신진대사를 멈추고 자신의 몸속에 지니고 있던 방사선 탄소가 반감기에 따라 줄어듦 → 생물체가 죽고 나서 몇 년 정도 됐는지 측정 가능
- 고고학적 문제의 해결: 오래된 유물, 예술품의 나이 측정, 빙하시대의 흔적, 인류최초 농사시기, 아메리카 대륙으로 인디언 이동시기 등

▶ 방사화 분석

- 분석시료에 방사선(동위원소)을 쪼이거나 충격을 주어 인공방사능 핵종으로 변화시키고 그 방사능을 측정함으로써 특정원소를 정량하는 일
- 혈액이나 배설물 등 인체시료 분석을 통해 질병의 원인 파악
- 최근 금 위조 여부 확인

▶ 유전자 공학

- 방사선을 이용하여 인위적으로 생물의 유전자를 변화시키거나 교배하여 유전적으로 다른 생물을 만드는 것
- 방사능 물질을 표지한 DNA 추적으로 많은 유전자의 염기배열과 특성을 밝혀 의약품제조
- 백신, 인슐린, 인터페론 등을 제조

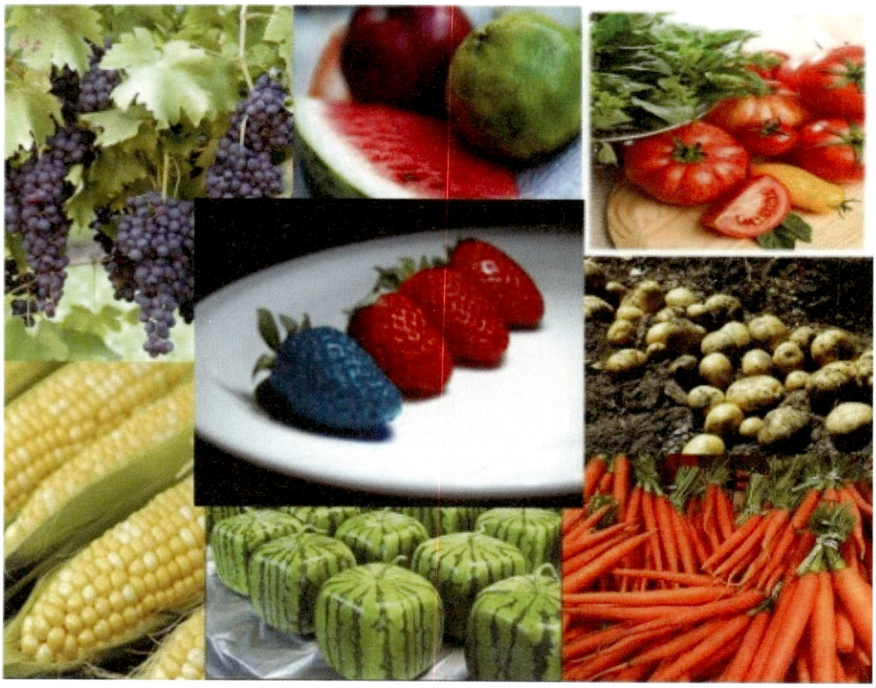

[그림 9-40] 유전자 공학

▶ **환경보전에 이용**

- 방사선에 의한 화합물의 분해, 살균작용 등을 이용해 각종 폐기물을 위생화, 무해화
- 공장폐수, 생활하수, 축산폐수에 전자선이나 감마선을 조사하여 정화 처리해 살균하고 퇴비화해 녹지나 농지에 환원하는 방법

참고문헌

1. 영상진단학, (2000), 고려의학
2. 응급구조학회, 전국응급구조과 교수협의회(2010). 현장응급처치학, 정담미디어
3. 전국응급구조과 교수협의회(2013). 응급환자관리학, 대학서림
4. NCS기반 교육과정 개편 실무매뉴얼, 두하우컨설팅.
5. 전국응급구조학과교수협의회(제11판)(2009). 일반응급처치학. 서울: 대학서림.
6. 전국응급구조학과교수협의회(2010). 전문현장응급처치학1~3. 서울: 정담미디어.
7. 방사선으로 치료할 수 있는 7가지 암(2019), 임채홍, 중앙생활사
8. Khan의 방사선치료 물리학(2016), 파이즈칸, 바이오메디북
9. 방사선 방사능 이야기(2018), 김기복, 성안당
10. 한국원자력환경공단(KORAD)
11. 한국원자력의학원(https://www.kirams.re.kr/nremc/info/qnaListA.do)
12. 동아사이언스 및 Focus의 박영순 기자의 기사에서 사진 참조
13. 동아닷컴(http://www.donga.com/news/article/all/20110316/35606054/1)
14. KINS(2005), Larke 등(2011), Metter 등(2009), Willowson 등(2012) 자료제공: 시민방사능감시센터
15. 위키백과(https://ko.wikipedia.org/wiki)
16. CRT 닷컴
17. 위키백과(Hand mit Ringen: 1895년 12월 22일에 최초의 의학적 목적으로 촬영된 뢴트겐 부인의 손 사진)
18. 위키백과(Antoine Henri Becquerel, 1852. 12. 15.~1908. 8. 25.)
19. 위키백과(Maria Sktodowska-Curie, 1867. 11. 7.~1934. 7. 4)
20. 길버트 U-238 원자력 에너지 실험실(영어: Gilbert U-238 Atomic Energy Lab 1950~ 1952)은 앨프리드 칼턴 길버트가 만든 장난감
21. 대한화학회
22. JPI Healthcare
23. Fastest Radiology Insight Engine
23. Makes: National Additive Manufacturing Innovation Institute (NAMII) Project 1: Nondestructive Evaluation (NDE) of Complex Metallic Additive Manufactured (AM) Structures. Evgueni Todorov, Roger Spencer, Sean P. Gleeson, M. Jamshidinia, Shawn M. Kelly
24. Fastest Radiology Insight Engine
25. Characteristics and Influence of Scattering Radiation in Cultural Heritage Radiography. 26. Journal of Conservation Science
27. 메디컬스텐다드(http://medicalstandard.com/main_solution.php)
28. Imaging and Ultrasound Inc. has been the leader in Radiology technology and

diagnostic imaging in Barbados since the company was founded by Dr. Dalton Durant in 1984.
29. 한국보건산업진흥원(http://medicaldevice.khidi.or.kr)
30. EnCyber.com
31. 한국소비자원 안전감시국 식의약안전팀(조영제 안전실태조사 2017)
32. 식품의약품안전처 공식블로그, 포토뉴스
33. http://eco-herbalista.com/main-dish/the-real-lowdown-on-gmos/

■ 저자대표 윤형완
■ 편집위원 윤형완, 김주연

■ 저자
윤형완 전주비전대학교 응급구조과
김주연 전주비전대학교 응급구조과 겸임교수(방사선사)
박창열 전주비전대학교 응급구조과
김정기 전주우리병원 방사선과
이현경 국립농업과학원

■ 감수위원
한동현 서해대학교 방사선과
이두환 전주우리병원 방사선과

응급의료종사자를 위한

방사선의 이해

발 행 2020년 10월 22일 초판 발행
공 저 윤형완 · 김주연 · 박창열 · 김정기 · 이현경
발 행 인 윤진영
발 행 소 도서출판 대학서림
주 소 (03076) 서울시 종로구 혜화로 2길 8
전 화 02) 744-2811, 763-1220
팩 스 02) 744-1210
등록번호 제1-88호

가 격 20,000원

ISBN 978-89-6940-243-1 93510

www.daihaks.com